AF097995

Migreeni lokikirja

Tämä kirja kuuluu:

_____

_____

_____

_____

_____

_____

Jos voit selvittää, missä kipusi sijaitsee, se voi olla avain selvittämiseenmiksi sinulla on kipuja. Tämän päiväkirjan avulla voit seurata oireitasi ja löytää tehokasta apua tai päättää, tarvitsetko lääkärinhoitoa.

Migreeni lokikirja

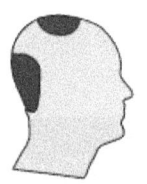 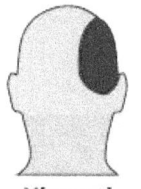 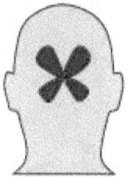 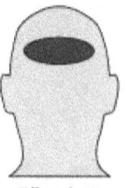 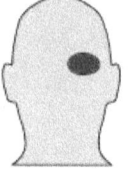 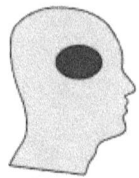

Kaula Migreeni Poskiontelo Jännitys Klusteri Leukanivelet

Päivämäärä: _____   Aika [ ]: _____

Kivun vakavuus

1	2	3	4	5	6	7	8	9	10

Liipaisimet

- ☐ Nälkä
- ☐ Kirkkaat valot
- ☐ Kahvi
- ☐ Stressi työssä
- ☐ Stressi kotona
- ☐ Väliin jääneet ateriat
- ☐ Ahdistus
- ☐ Unettomuus
- ☐ Sairaus
- ☐ Väsymys
- ☐ Hajut / Tuoksut
- ☐ Liike
- ☐ Silmien rasitus
- ☐ _____

Avustustoimenpiteet

Lääkitys	
Vesi	
Nukkua	
Harjoitus	
Muut	
Muut	

Huomautukset:

Migreeni lokikirja

Migreeni lokikirja

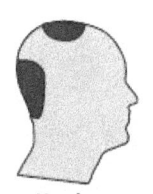 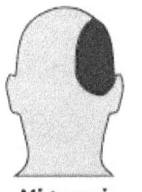 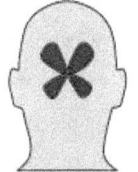 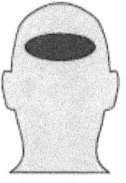 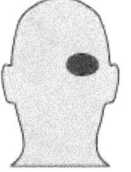 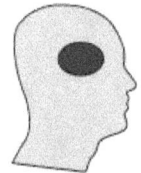

Kaula　Migreeni　Poskiontelo　Jännitys　Klusteri　Leukanivelet

Päivämäärä: _____　　Aika [ ]: _____　_____

☀ ☁ 🌤 🌦 🌧 🌨 🌡_____

☐ ☐ ☐ ☐ ☐ ☐

Kivun vakavuus

1	2	3	4	5	6	7	8	9	10

Liipaisimet

- ☐ Nälkä
- ☐ Kirkkaat valot
- ☐ Kahvi
- ☐ Stressi työssä
- ☐ Stressi kotona
- ☐ Väliin jääneet ateriat
- ☐ Ahdistus
- ☐ Unettomuus
- ☐ Sairaus
- ☐ Väsymys
- ☐ Hajut / Tuoksut
- ☐ Liike
- ☐ Silmien rasitus
- ☐ _____

Avustustoimenpiteet

Lääkitys	
Vesi	
Nukkua	
Harjoitus	
Muut	
Muut	

Huomautukset:

Migreeni lokikirja

Migreeni lokikirja

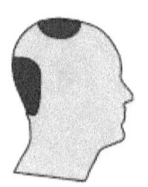 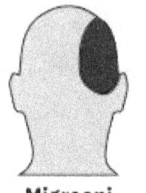 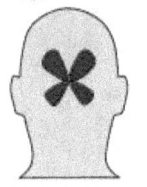 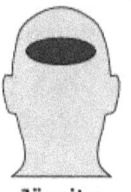 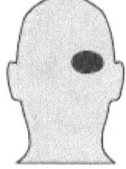 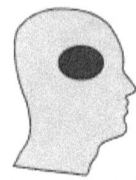

Kaula   Migreeni   Poskiontelo   Jännitys   Klusteri   Leukanivelet

Päivämäärä: _____   **Aika [ ]:** _____   _____

Kivun vakavuus

1	2	3	4	5	6	7	8	9	10

Liipaisimet

- ☐ Nälkä
- ☐ Kirkkaat valot
- ☐ Kahvi
- ☐ Stressi työssä
- ☐ Stressi kotona
- ☐ Väliin jääneet ateriat
- ☐ Ahdistus
- ☐ Unettomuus
- ☐ Sairaus
- ☐ Väsymys
- ☐ Hajut / Tuoksut
- ☐ Liike
- ☐ Silmien rasitus
- ☐ _____

Avustustoimenpiteet

Lääkitys	
Vesi	
Nukkua	
Harjoitus	
Muut	
Muut	

Huomautukset: _____

Migreeni lokikirja

Migreeni lokikirja

| Kaula | Migreeni | Poskiontelo | Jännitys | Klusteri | Leukanivelet |

Päivämäärä: _____ **Aika [ ]:** _____ _____

☀ ☁ ⛅ 🌦 ☁ 🌨 🌡 ☐ ☐ ☐ ☐ ☐ ☐

Kivun vakavuus

1	2	3	4	5	6	7	8	9	10

Liipaisimet

- ☐ Nälkä
- ☐ Kirkkaat valot
- ☐ Kahvi
- ☐ Stressi työssä
- ☐ Stressi kotona
- ☐ Väliin jääneet ateriat
- ☐ Ahdistus
- ☐ Unettomuus
- ☐ Sairaus
- ☐ Väsymys
- ☐ Hajut / Tuoksut
- ☐ Liike
- ☐ Silmien rasitus
- ☐ _____

Avustustoimenpiteet

Lääkitys	
Vesi	
Nukkua	
Harjoitus	
Muut	
Muut	

Huomautukset:

Migreeni lokikirja

Migreeni lokikirja

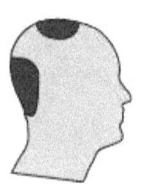 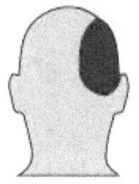 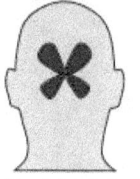 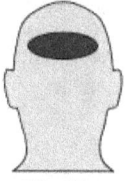 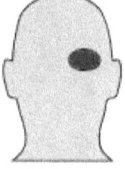 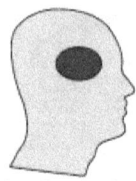

Kaula   Migreeni   Poskiontelo   Jännitys   Klusteri   Leukanivelet

Päivämäärä: _____   Aika [ ]: _____

Kivun vakavuus

1	2	3	4	5	6	7	8	9	10

Liipaisimet

- ☐ Nälkä
- ☐ Kirkkaat valot
- ☐ Kahvi
- ☐ Stressi työssä
- ☐ Stressi kotona
- ☐ Väliin jääneet ateriat
- ☐ Ahdistus
- ☐ Unettomuus
- ☐ Sairaus
- ☐ Väsymys
- ☐ Hajut / Tuoksut
- ☐ Liike
- ☐ Silmien rasitus
- ☐ _____

Avustustoimenpiteet

Lääkitys	
Vesi	
Nukkua	
Harjoitus	
Muut	
Muut	

Huomautukset: _____

Migreeni lokikirja

Migreeni lokikirja

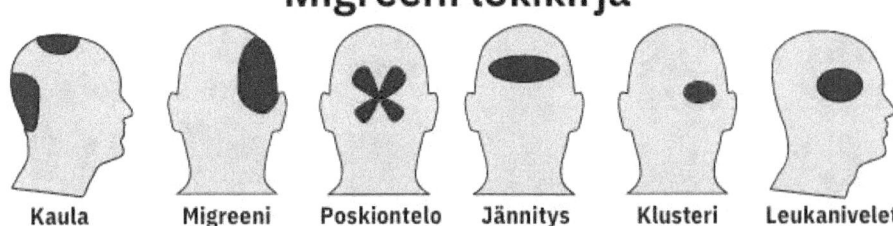

| Kaula | Migreeni | Poskiontelo | Jännitys | Klusteri | Leukanivelet |

Päivämäärä: _____   **Aika [ ]:** _____

☐ ☀ ☐ ⛅ ☐ ☁ ☐ 🌦 ☐ 🌧 ☐ 🌨   🌡 _____

Kivun vakavuus

1	2	3	4	5	6	7	8	9	10

Liipaisimet

- ☐ Nälkä
- ☐ Kirkkaat valot
- ☐ Kahvi
- ☐ Stressi työssä
- ☐ Stressi kotona
- ☐ Väliin jääneet ateriat
- ☐ Ahdistus
- ☐ Unettomuus
- ☐ Sairaus
- ☐ Väsymys
- ☐ Hajut / Tuoksut
- ☐ Liike
- ☐ Silmien rasitus
- ☐ _____

Avustustoimenpiteet

Lääkitys	
Vesi	
Nukkua	
Harjoitus	
Muut	
Muut	

Huomautukset:

Migreeni lokikirja

Migreeni lokikirja

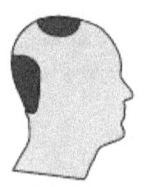 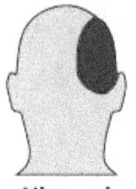 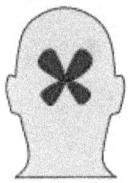 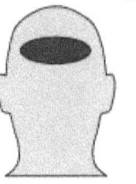 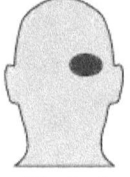 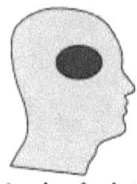

Kaula Migreeni Poskiontelo Jännitys Klusteri Leukanivelet

Päivämäärä: _____ Aika [ ]: _____

Kivun vakavuus

1	2	3	4	5	6	7	8	9	10

Liipaisimet

- ☐ Nälkä
- ☐ Kirkkaat valot
- ☐ Kahvi
- ☐ Stressi työssä
- ☐ Stressi kotona
- ☐ Väliin jääneet ateriat
- ☐ Ahdistus

- ☐ Unettomuus
- ☐ Sairaus
- ☐ Väsymys
- ☐ Hajut / Tuoksut
- ☐ Liike
- ☐ Silmien rasitus
- ☐ _____

Avustustoimenpiteet

Lääkitys	
Vesi	
Nukkua	
Harjoitus	
Muut	
Muut	

Huomautukset:

Migreeni lokikirja

Migreeni lokikirja

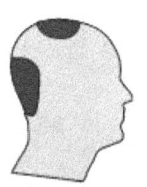 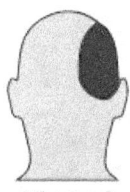 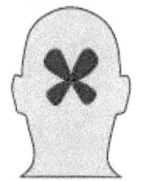 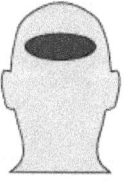 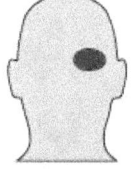 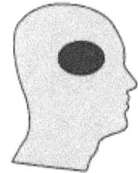

Kaula　　Migreeni　　Poskiontelo　　Jännitys　　Klusteri　　Leukanivelet

Päivämäärä: _____　　**Aika [ ]:** _____

☀ ☁ 🌤 🌧 🌧 🌨　🌡 _____
☐　☐　☐　☐　☐　☐

Kivun vakavuus

1	2	3	4	5	6	7	8	9	10

Liipaisimet

- ☐ Nälkä
- ☐ Kirkkaat valot
- ☐ Kahvi
- ☐ Stressi työssä
- ☐ Stressi kotona
- ☐ Väliin jääneet ateriat
- ☐ Ahdistus

- ☐ Unettomuus
- ☐ Sairaus
- ☐ Väsymys
- ☐ Hajut / Tuoksut
- ☐ Liike
- ☐ Silmien rasitus
- ☐ _____

Avustustoimenpiteet

Lääkitys	
Vesi	
Nukkua	
Harjoitus	
Muut	
Muut	

Huomautukset: _____

Migreeni lokikirja

Migreeni lokikirja

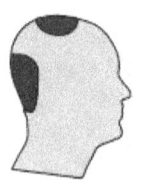 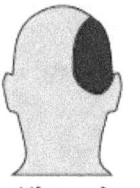 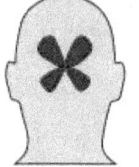 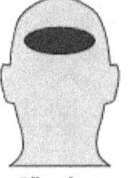 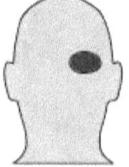 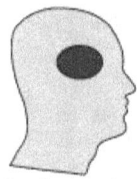

Kaula — Migreeni — Poskiontelo — Jännitys — Klusteri — Leukanivelet

Päivämäärä: _____ **Aika [ ]:** _____

☀ ☁ 🌤 🌦 🌧 🌨 🌡 _____

Kivun vakavuus

1	2	3	4	5	6	7	8	9	10

Liipaisimet

- ☐ Nälkä
- ☐ Kirkkaat valot
- ☐ Kahvi
- ☐ Stressi työssä
- ☐ Stressi kotona
- ☐ Väliin jääneet ateriat
- ☐ Ahdistus
- ☐ Unettomuus
- ☐ Sairaus
- ☐ Väsymys
- ☐ Hajut / Tuoksut
- ☐ Liike
- ☐ Silmien rasitus
- ☐ _____

Avustustoimenpiteet

Lääkitys	
Vesi	
Nukkua	
Harjoitus	
Muut	
Muut	

Huomautukset: _____

Migreeni lokikirja

Migreeni lokikirja

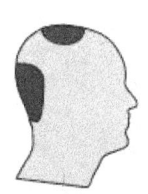 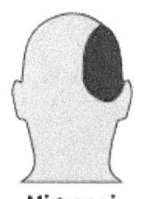 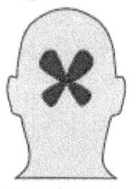 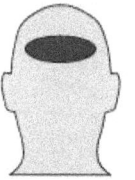 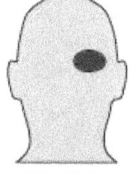 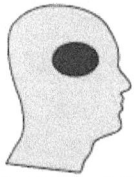

| Kaula | Migreeni | Poskiontelo | Jännitys | Klusteri | Leukanivelet |

Päivämäärä: _____   **Aika [ ]:** _____   _____

☀ ☁ ⛅ 🌦 ☁ 🌨 🌡 _____
☐ ☐ ☐ ☐ ☐ ☐

Kivun vakavuus

1	2	3	4	5	6	7	8	9	10

Liipaisimet

- ☐ Nälkä
- ☐ Kirkkaat valot
- ☐ Kahvi
- ☐ Stressi työssä
- ☐ Stressi kotona
- ☐ Väliin jääneet ateriat
- ☐ Ahdistus

- ☐ Unettomuus
- ☐ Sairaus
- ☐ Väsymys
- ☐ Hajut / Tuoksut
- ☐ Liike
- ☐ Silmien rasitus
- ☐ _____

Avustustoimenpiteet

Lääkitys	
Vesi	
Nukkua	
Harjoitus	
Muut	
Muut	

Huomautukset:

Migreeni lokikirja

Migreeni lokikirja

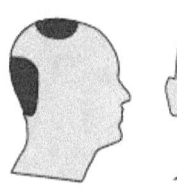 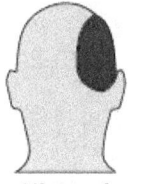 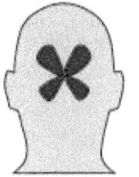 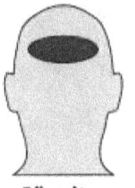 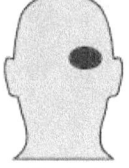 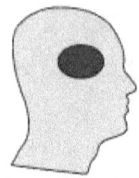

Kaula   Migreeni   Poskiontelo   Jännitys   Klusteri   Leukanivelet

Päivämäärä: _____   Aika [ ]: _____ _____

Kivun vakavuus

1	2	3	4	5	6	7	8	9	10

Liipaisimet

- ☐ Nälkä
- ☐ Kirkkaat valot
- ☐ Kahvi
- ☐ Stressi työssä
- ☐ Stressi kotona
- ☐ Väliin jääneet ateriat
- ☐ Ahdistus
- ☐ Unettomuus
- ☐ Sairaus
- ☐ Väsymys
- ☐ Hajut / Tuoksut
- ☐ Liike
- ☐ Silmien rasitus
- ☐ _____

Avustustoimenpiteet

Lääkitys	
Vesi	
Nukkua	
Harjoitus	
Muut	
Muut	

Huomautukset:

Migreeni lokikirja

Migreeni lokikirja

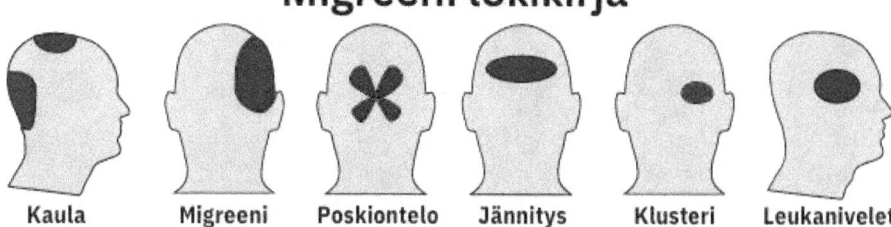

| Kaula | Migreeni | Poskiontelo | Jännitys | Klusteri | Leukanivelet |

Päivämäärä: _____ **Aika [ ]:** _____

☀ ☐ ☁ ☐ ⛅ ☐ 🌦 ☐ 🌧 ☐ 🌨 ☐ 🌡 _____

Kivun vakavuus

1	2	3	4	5	6	7	8	9	10

Liipaisimet

- ☐ Nälkä
- ☐ Kirkkaat valot
- ☐ Kahvi
- ☐ Stressi työssä
- ☐ Stressi kotona
- ☐ Väliin jääneet ateriat
- ☐ Ahdistus

- ☐ Unettomuus
- ☐ Sairaus
- ☐ Väsymys
- ☐ Hajut / Tuoksut
- ☐ Liike
- ☐ Silmien rasitus
- ☐ _____

Avustustoimenpiteet

Lääkitys	
Vesi	
Nukkua	
Harjoitus	
Muut	
Muut	

Huomautukset:

Migreeni lokikirja

Migreeni lokikirja

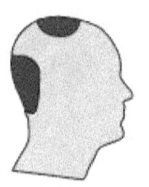 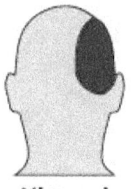 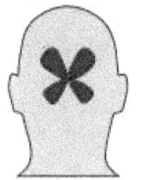 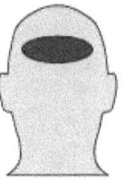 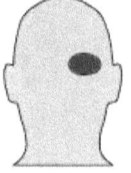 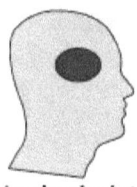

Kaula — Migreeni — Poskiontelo — Jännitys — Klusteri — Leukanivelet

Päivämäärä: _____ **Aika [ ]:** _____ _____

☀ ☁ 🌤 🌦 🌧 🌨 🌩 🌡 _____

Kivun vakavuus

1	2	3	4	5	6	7	8	9	10

Liipaisimet

- ☐ Nälkä
- ☐ Kirkkaat valot
- ☐ Kahvi
- ☐ Stressi työssä
- ☐ Stressi kotona
- ☐ Väliin jääneet ateriat
- ☐ Ahdistus
- ☐ Unettomuus
- ☐ Sairaus
- ☐ Väsymys
- ☐ Hajut / Tuoksut
- ☐ Liike
- ☐ Silmien rasitus
- ☐ _____

Avustustoimenpiteet

Lääkitys	
Vesi	
Nukkua	
Harjoitus	
Muut	
Muut	

Huomautukset: _____

Migreeni lokikirja

Migreeni lokikirja

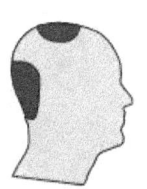 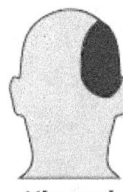 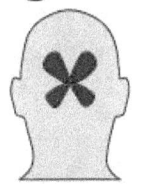 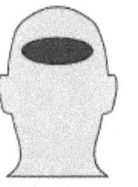 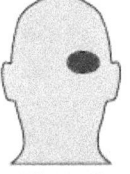 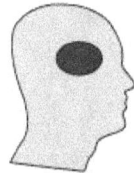

Kaula · Migreeni · Poskiontelo · Jännitys · Klusteri · Leukanivelet

Päivämäärä: _____ **Aika [ ]:** _____

☀ ☐   ⛅ ☐   🌥 ☐   🌦 ☐   🌧 ☐   🌨 ☐   🌡 _____

Kivun vakavuus

1	2	3	4	5	6	7	8	9	10

Liipaisimet

- ☐ Nälkä
- ☐ Kirkkaat valot
- ☐ Kahvi
- ☐ Stressi työssä
- ☐ Stressi kotona
- ☐ Väliin jääneet ateriat
- ☐ Ahdistus

- ☐ Unettomuus
- ☐ Sairaus
- ☐ Väsymys
- ☐ Hajut / Tuoksut
- ☐ Liike
- ☐ Silmien rasitus
- ☐ _____

Avustustoimenpiteet

Lääkitys	
Vesi	
Nukkua	
Harjoitus	
Muut	
Muut	

Huomautukset: _____

Migreeni lokikirja

Migreeni lokikirja

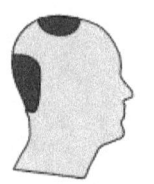 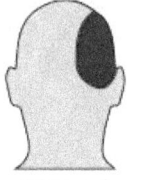 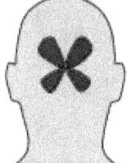 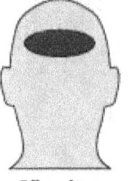 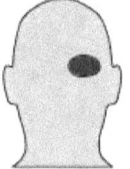 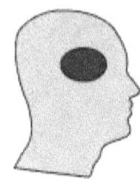

Kaula　Migreeni　Poskiontelo　Jännitys　Klusteri　Leukanivelet

Päivämäärä: _____　　**Aika [ ]:** _____ _____

☀ ☁ ☁ ☁ ☁ ☁ 🌡 _____
☐ ☐ ☐ ☐ ☐ ☐

Kivun vakavuus

1	2	3	4	5	6	7	8	9	10

Liipaisimet

☐ Nälkä　　　　　　　　　☐ Unettomuus
☐ Kirkkaat valot　　　　　☐ Sairaus
☐ Kahvi　　　　　　　　　☐ Väsymys
☐ Stressi työssä　　　　　☐ Hajut / Tuoksut
☐ Stressi kotona　　　　　☐ Liike
☐ Väliin jääneet ateriat　　☐ Silmien rasitus
☐ Ahdistus　　　　　　　　☐ _____

Avustustoimenpiteet

Lääkitys	
Vesi	
Nukkua	
Harjoitus	
Muut	
Muut	

Huomautukset:

Migreeni lokikirja

Migreeni lokikirja

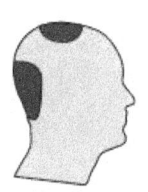 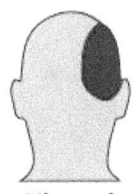 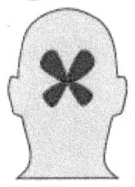 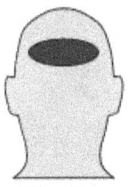 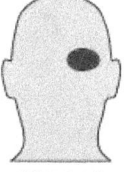 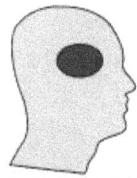

| Kaula | Migreeni | Poskiontelo | Jännitys | Klusteri | Leukanivelet |

Päivämäärä: _____   **Aika [ ]:** _____ _____

☀ ☁ 🌥 🌦 🌧 🌨 🌡
☐ ☐ ☐ ☐ ☐ ☐

Kivun vakavuus

1	2	3	4	5	6	7	8	9	10

Liipaisimet

- ☐ Nälkä
- ☐ Kirkkaat valot
- ☐ Kahvi
- ☐ Stressi työssä
- ☐ Stressi kotona
- ☐ Väliin jääneet ateriat
- ☐ Ahdistus

- ☐ Unettomuus
- ☐ Sairaus
- ☐ Väsymys
- ☐ Hajut / Tuoksut
- ☐ Liike
- ☐ Silmien rasitus
- ☐ _____

Avustustoimenpiteet

Lääkitys	
Vesi	
Nukkua	
Harjoitus	
Muut	
Muut	

Huomautukset: _____

Migreeni lokikirja

Migreeni lokikirja

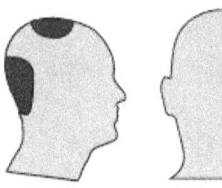 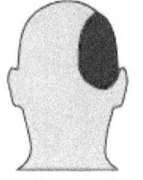 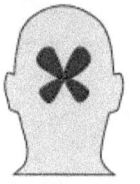 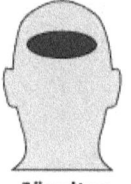 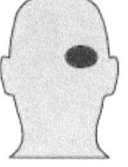 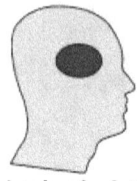

| Kaula | Migreeni | Poskiontelo | Jännitys | Klusteri | Leukanivelet |

Päivämäärä: _____ **Aika [ ]:** _____ _____

☀️ ⛅ 🌤️ 🌧️ 🌧️ 🌨️ 🌡️
☐ ☐ ☐ ☐ ☐ ☐ _____

Kivun vakavuus

1	2	3	4	5	6	7	8	9	10

Liipaisimet

- ☐ Nälkä
- ☐ Kirkkaat valot
- ☐ Kahvi
- ☐ Stressi työssä
- ☐ Stressi kotona
- ☐ Väliin jääneet ateriat
- ☐ Ahdistus
- ☐ Unettomuus
- ☐ Sairaus
- ☐ Väsymys
- ☐ Hajut / Tuoksut
- ☐ Liike
- ☐ Silmien rasitus
- ☐ _____

Avustustoimenpiteet

Lääkitys	
Vesi	
Nukkua	
Harjoitus	
Muut	
Muut	

Huomautukset:

Migreeni lokikirja

Migreeni lokikirja

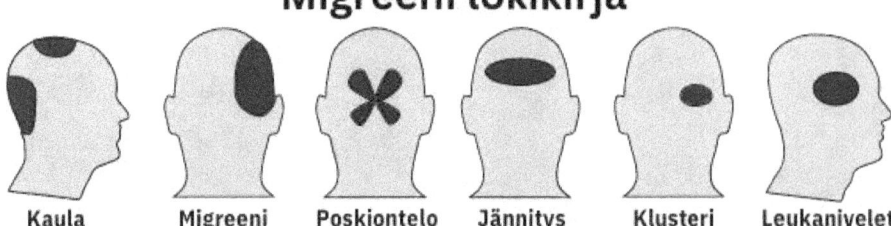

| Kaula | Migreeni | Poskiontelo | Jännitys | Klusteri | Leukanivelet |

Päivämäärä: _____ **Aika [ ]:** _____

☀ ☁ 🌥 🌦 🌧 🌨 🌡 _____
☐ ☐ ☐ ☐ ☐ ☐

Kivun vakavuus

1	2	3	4	5	6	7	8	9	10

Liipaisimet

☐ Nälkä ☐ Unettomuus
☐ Kirkkaat valot ☐ Sairaus
☐ Kahvi ☐ Väsymys
☐ Stressi työssä ☐ Hajut / Tuoksut
☐ Stressi kotona ☐ Liike
☐ Väliin jääneet ateriat ☐ Silmien rasitus
☐ Ahdistus ☐ _____

Avustustoimenpiteet

Lääkitys	
Vesi	
Nukkua	
Harjoitus	
Muut	
Muut	

Huomautukset: _____

Migreeni lokikirja

Migreeni lokikirja

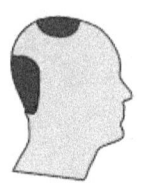 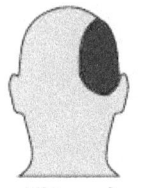 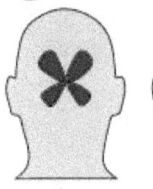 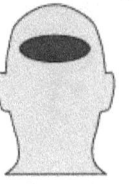 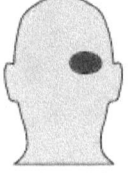 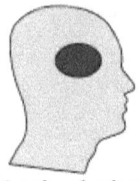

Kaula Migreeni Poskiontelo Jännitys Klusteri Leukanivelet

Päivämäärä: _____ **Aika [ ]:** _____ _____

Kivun vakavuus

1	2	3	4	5	6	7	8	9	10

Liipaisimet

- ☐ Nälkä
- ☐ Kirkkaat valot
- ☐ Kahvi
- ☐ Stressi työssä
- ☐ Stressi kotona
- ☐ Väliin jääneet ateriat
- ☐ Ahdistus

- ☐ Unettomuus
- ☐ Sairaus
- ☐ Väsymys
- ☐ Hajut / Tuoksut
- ☐ Liike
- ☐ Silmien rasitus
- ☐ _____

Avustustoimenpiteet

Lääkitys	
Vesi	
Nukkua	
Harjoitus	
Muut	
Muut	

Huomautukset:

Migreeni lokikirja

Migreeni lokikirja

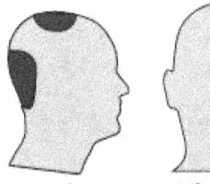 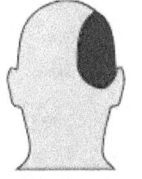 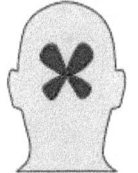 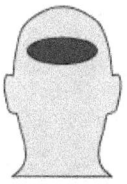 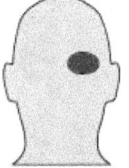 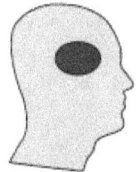

Kaula Migreeni Poskiontelo Jännitys Klusteri Leukanivelet

Päivämäärä: _____ Aika [ ]: _____ _____

☀ ☁ ⛅ 🌦 🌧 🌨 🌡 _____
☐ ☐ ☐ ☐ ☐ ☐

Kivun vakavuus

1	2	3	4	5	6	7	8	9	10

Liipaisimet

- ☐ Nälkä
- ☐ Kirkkaat valot
- ☐ Kahvi
- ☐ Stressi työssä
- ☐ Stressi kotona
- ☐ Väliin jääneet ateriat
- ☐ Ahdistus

- ☐ Unettomuus
- ☐ Sairaus
- ☐ Väsymys
- ☐ Hajut / Tuoksut
- ☐ Liike
- ☐ Silmien rasitus
- ☐ _____

Avustustoimenpiteet

Lääkitys	
Vesi	
Nukkua	
Harjoitus	
Muut	
Muut	

Huomautukset:

Migreeni lokikirja

Migreeni lokikirja

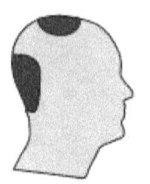 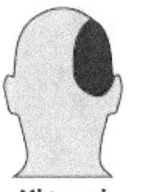 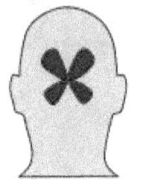 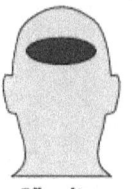 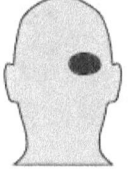 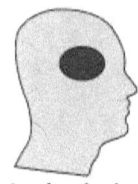

Kaula — Migreeni — Poskiontelo — Jännitys — Klusteri — Leukanivelet

Päivämäärä: _____ **Aika [ ]:** _____ _____

☀ ☁ ⛅ 🌦 🌧 🌨 🌡 _____

Kivun vakavuus

1	2	3	4	5	6	7	8	9	10

Liipaisimet

- ☐ Nälkä
- ☐ Kirkkaat valot
- ☐ Kahvi
- ☐ Stressi työssä
- ☐ Stressi kotona
- ☐ Väliin jääneet ateriat
- ☐ Ahdistus

- ☐ Unettomuus
- ☐ Sairaus
- ☐ Väsymys
- ☐ Hajut / Tuoksut
- ☐ Liike
- ☐ Silmien rasitus
- ☐ _____

Avustustoimenpiteet

Lääkitys	
Vesi	
Nukkua	
Harjoitus	
Muut	
Muut	

Huomautukset:

Migreeni lokikirja

Migreeni lokikirja

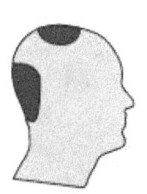 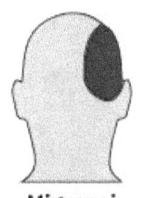 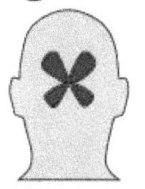 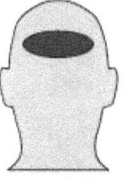 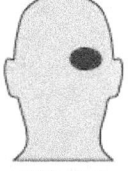 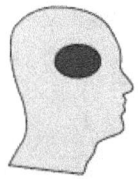

Kaula — Migreeni — Poskiontelo — Jännitys — Klusteri — Leukanivelet

Päivämäärä: _____   **Aika [ ]:** _____ _____

Kivun vakavuus

1	2	3	4	5	6	7	8	9	10

Liipaisimet

- ☐ Nälkä
- ☐ Kirkkaat valot
- ☐ Kahvi
- ☐ Stressi työssä
- ☐ Stressi kotona
- ☐ Väliin jääneet ateriat
- ☐ Ahdistus

- ☐ Unettomuus
- ☐ Sairaus
- ☐ Väsymys
- ☐ Hajut / Tuoksut
- ☐ Liike
- ☐ Silmien rasitus
- ☐ _____

Avustustoimenpiteet

Lääkitys	
Vesi	
Nukkua	
Harjoitus	
Muut	
Muut	

Huomautukset: _____

Migreeni lokikirja

Migreeni lokikirja

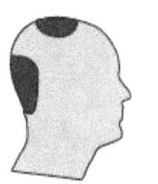 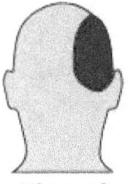 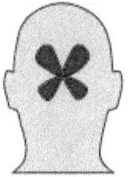 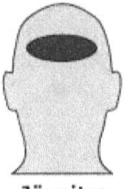 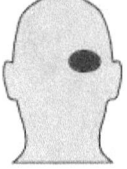 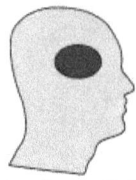

Kaula   Migreeni   Poskiontelo   Jännitys   Klusteri   Leukanivelet

Päivämäärä: _____   **Aika [ ]:** _____   _____

☀️ ☁️ 🌤️ 🌧️ 🌧️ 🌨️ 🌡️
☐ ☐ ☐ ☐ ☐ ☐ ☐

Kivun vakavuus

1	2	3	4	5	6	7	8	9	10

Liipaisimet

- ☐ Nälkä
- ☐ Kirkkaat valot
- ☐ Kahvi
- ☐ Stressi työssä
- ☐ Stressi kotona
- ☐ Väliin jääneet ateriat
- ☐ Ahdistus
- ☐ Unettomuus
- ☐ Sairaus
- ☐ Väsymys
- ☐ Hajut / Tuoksut
- ☐ Liike
- ☐ Silmien rasitus
- ☐ _____

Avustustoimenpiteet

Lääkitys	
Vesi	
Nukkua	
Harjoitus	
Muut	
Muut	

Huomautukset: _____

Migreeni lokikirja

Migreeni lokikirja

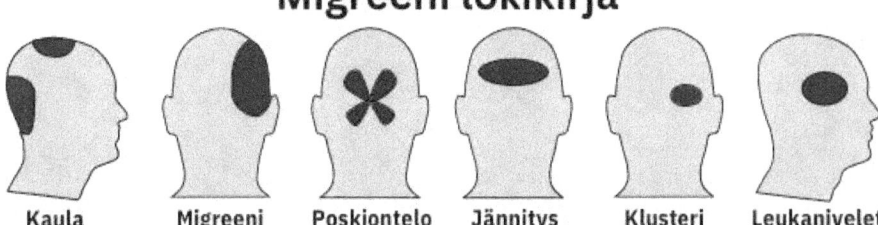

| Kaula | Migreeni | Poskiontelo | Jännitys | Klusteri | Leukanivelet |

Päivämäärä: _____   **Aika [ ]:** _____ _____

☀ ☁ 🌤 🌧 ⛈ 🌨 🌡

Kivun vakavuus

| 1 | 2 | 3 | 4 | 5 | 6 | 7 | 8 | 9 | 10 |

Liipaisimet

- ☐ Nälkä
- ☐ Kirkkaat valot
- ☐ Kahvi
- ☐ Stressi työssä
- ☐ Stressi kotona
- ☐ Väliin jääneet ateriat
- ☐ Ahdistus

- ☐ Unettomuus
- ☐ Sairaus
- ☐ Väsymys
- ☐ Hajut / Tuoksut
- ☐ Liike
- ☐ Silmien rasitus
- ☐ _____

Avustustoimenpiteet

Lääkitys	
Vesi	
Nukkua	
Harjoitus	
Muut	
Muut	

Huomautukset: _____

Migreeni lokikirja

Migreeni lokikirja

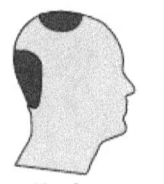 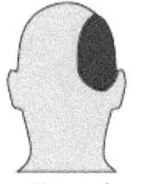 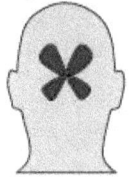 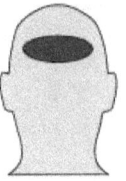 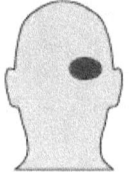 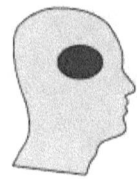

Kaula Migreeni Poskiontelo Jännitys Klusteri Leukanivelet

Päivämäärä: _____ Aika [ ]: _____ _____

☀ ☁ ⛅ 🌥 🌧 🌨 🌡 _____

Kivun vakavuus

1	2	3	4	5	6	7	8	9	10

Liipaisimet

- ☐ Nälkä
- ☐ Kirkkaat valot
- ☐ Kahvi
- ☐ Stressi työssä
- ☐ Stressi kotona
- ☐ Väliin jääneet ateriat
- ☐ Ahdistus

- ☐ Unettomuus
- ☐ Sairaus
- ☐ Väsymys
- ☐ Hajut / Tuoksut
- ☐ Liike
- ☐ Silmien rasitus
- ☐ _____

Avustustoimenpiteet

Lääkitys	
Vesi	
Nukkua	
Harjoitus	
Muut	
Muut	

Huomautukset:

Migreeni lokikirja

Migreeni lokikirja

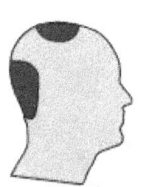 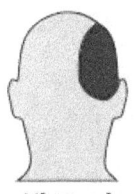 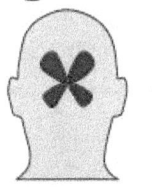 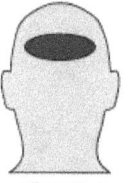 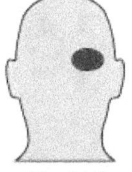 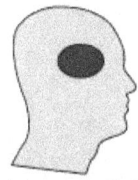

| Kaula | Migreeni | Poskiontelo | Jännitys | Klusteri | Leukanivelet |

Päivämäärä: _____   **Aika [ ]:** _____ _____

☀ ☁ 🌥 🌧 🌧 🌨 🌡 _____
☐ ☐ ☐ ☐ ☐ ☐

Kivun vakavuus

1	2	3	4	5	6	7	8	9	10

Liipaisimet

- ☐ Nälkä
- ☐ Kirkkaat valot
- ☐ Kahvi
- ☐ Stressi työssä
- ☐ Stressi kotona
- ☐ Väliin jääneet ateriat
- ☐ Ahdistus
- ☐ Unettomuus
- ☐ Sairaus
- ☐ Väsymys
- ☐ Hajut / Tuoksut
- ☐ Liike
- ☐ Silmien rasitus
- ☐ _____

Avustustoimenpiteet

Lääkitys	
Vesi	
Nukkua	
Harjoitus	
Muut	
Muut	

Huomautukset: _____

Migreeni lokikirja

Migreeni lokikirja

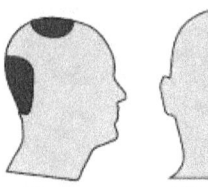 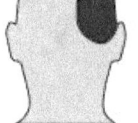 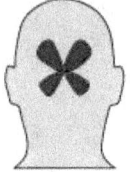 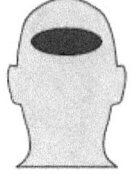 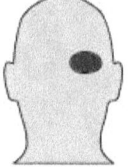 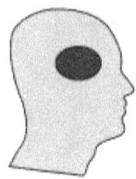

Kaula   Migreeni   Poskiontelo   Jännitys   Klusteri   Leukanivelet

Päivämäärä: _____   Aika [ ]: _____

Kivun vakavuus

1	2	3	4	5	6	7	8	9	10

Liipaisimet

- ☐ Nälkä
- ☐ Kirkkaat valot
- ☐ Kahvi
- ☐ Stressi työssä
- ☐ Stressi kotona
- ☐ Väliin jääneet ateriat
- ☐ Ahdistus

- ☐ Unettomuus
- ☐ Sairaus
- ☐ Väsymys
- ☐ Hajut / Tuoksut
- ☐ Liike
- ☐ Silmien rasitus
- ☐ _____

Avustustoimenpiteet

Lääkitys	
Vesi	
Nukkua	
Harjoitus	
Muut	
Muut	

Huomautukset: _____

Migreeni lokikirja

Migreeni lokikirja

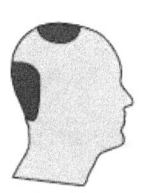 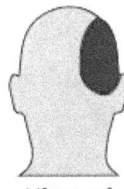 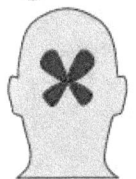 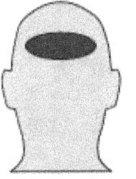 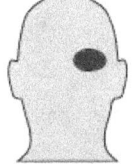 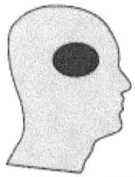

Kaula — Migreeni — Poskiontelo — Jännitys — Klusteri — Leukanivelet

Päivämäärä: _____   Aika [ ]: _____   _____

☀ ☁ ⛅ 🌦 🌧 🌨 🌡
☐   ☐   ☐   ☐   ☐   ☐

Kivun vakavuus

1	2	3	4	5	6	7	8	9	10

Liipaisimet

- ☐ Nälkä
- ☐ Kirkkaat valot
- ☐ Kahvi
- ☐ Stressi työssä
- ☐ Stressi kotona
- ☐ Väliin jääneet ateriat
- ☐ Ahdistus

- ☐ Unettomuus
- ☐ Sairaus
- ☐ Väsymys
- ☐ Hajut / Tuoksut
- ☐ Liike
- ☐ Silmien rasitus
- ☐ _____

Avustustoimenpiteet

Lääkitys	
Vesi	
Nukkua	
Harjoitus	
Muut	
Muut	

Huomautukset: _____

Migreeni lokikirja

Migreeni lokikirja

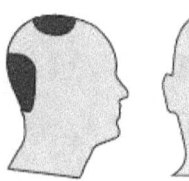 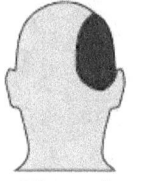 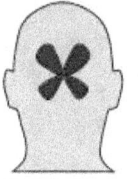 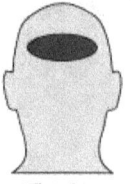 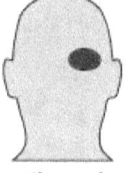 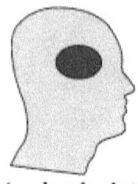

Kaula   Migreeni   Poskiontelo   Jännitys   Klusteri   Leukanivelet

Päivämäärä: _____   Aika [ ]: _____ _____

Kivun vakavuus

1	2	3	4	5	6	7	8	9	10

Liipaisimet

- ☐ Nälkä
- ☐ Kirkkaat valot
- ☐ Kahvi
- ☐ Stressi työssä
- ☐ Stressi kotona
- ☐ Väliin jääneet ateriat
- ☐ Ahdistus
- ☐ Unettomuus
- ☐ Sairaus
- ☐ Väsymys
- ☐ Hajut / Tuoksut
- ☐ Liike
- ☐ Silmien rasitus
- ☐ _____

Avustustoimenpiteet

Lääkitys	
Vesi	
Nukkua	
Harjoitus	
Muut	
Muut	

Huomautukset: _____

Migreeni lokikirja

Migreeni lokikirja

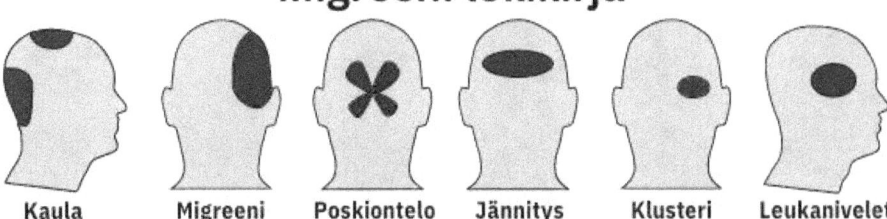

| Kaula | Migreeni | Poskiontelo | Jännitys | Klusteri | Leukanivelet |

Päivämäärä: _____   **Aika [ ]:** _____

☀ ☁ ☁ 🌦 🌧 🌨 🌡 _____
☐ ☐ ☐ ☐ ☐ ☐

Kivun vakavuus

1	2	3	4	5	6	7	8	9	10

Liipaisimet

- ☐ Nälkä
- ☐ Kirkkaat valot
- ☐ Kahvi
- ☐ Stressi työssä
- ☐ Stressi kotona
- ☐ Väliin jääneet ateriat
- ☐ Ahdistus

- ☐ Unettomuus
- ☐ Sairaus
- ☐ Väsymys
- ☐ Hajut / Tuoksut
- ☐ Liike
- ☐ Silmien rasitus
- ☐ _____

Avustustoimenpiteet

Lääkitys	
Vesi	
Nukkua	
Harjoitus	
Muut	
Muut	

Huomautukset:

Migreeni lokikirja

Migreeni lokikirja

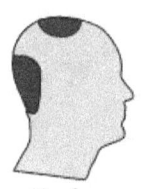 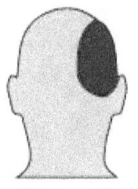 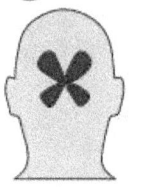 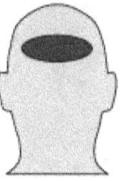 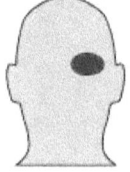 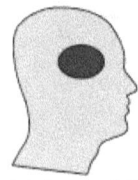

Kaula   Migreeni   Poskiontelo   Jännitys   Klusteri   Leukanivelet

Päivämäärä: _____   **Aika [ ]:** _____ _____

Kivun vakavuus

1	2	3	4	5	6	7	8	9	10

Liipaisimet

- ☐ Nälkä
- ☐ Kirkkaat valot
- ☐ Kahvi
- ☐ Stressi työssä
- ☐ Stressi kotona
- ☐ Väliin jääneet ateriat
- ☐ Ahdistus

- ☐ Unettomuus
- ☐ Sairaus
- ☐ Väsymys
- ☐ Hajut / Tuoksut
- ☐ Liike
- ☐ Silmien rasitus
- ☐ _____

Avustustoimenpiteet

Lääkitys	
Vesi	
Nukkua	
Harjoitus	
Muut	
Muut	

Huomautukset: _____

Migreeni lokikirja

Migreeni lokikirja

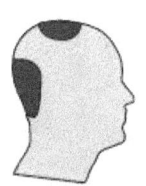 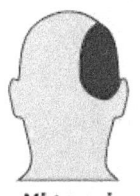 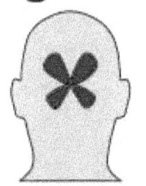 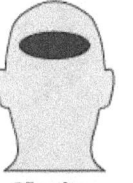 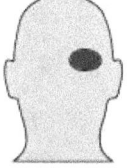 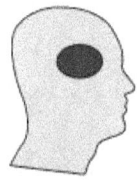

Kaula Migreeni Poskiontelo Jännitys Klusteri Leukanivelet

Päivämäärä: _____ Aika [ ]: _____ _____

Kivun vakavuus

1	2	3	4	5	6	7	8	9	10

Liipaisimet

- ☐ Nälkä
- ☐ Kirkkaat valot
- ☐ Kahvi
- ☐ Stressi työssä
- ☐ Stressi kotona
- ☐ Väliin jääneet ateriat
- ☐ Ahdistus
- ☐ Unettomuus
- ☐ Sairaus
- ☐ Väsymys
- ☐ Hajut / Tuoksut
- ☐ Liike
- ☐ Silmien rasitus
- ☐ _____

Avustustoimenpiteet

Lääkitys	
Vesi	
Nukkua	
Harjoitus	
Muut	
Muut	

Huomautukset:

Migreeni lokikirja

Migreeni lokikirja

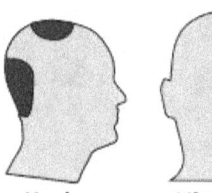 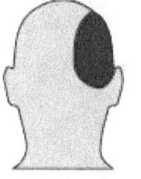 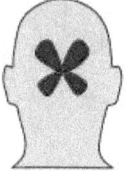 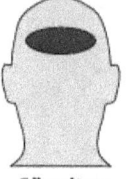 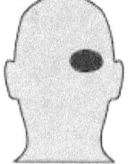 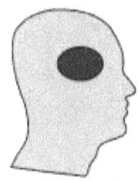

| Kaula | Migreeni | Poskiontelo | Jännitys | Klusteri | Leukanivelet |

Päivämäärä: _____ **Aika [ ]:** _____ _____

Kivun vakavuus

1	2	3	4	5	6	7	8	9	10

Liipaisimet

- [ ] Nälkä
- [ ] Kirkkaat valot
- [ ] Kahvi
- [ ] Stressi työssä
- [ ] Stressi kotona
- [ ] Väliin jääneet ateriat
- [ ] Ahdistus
- [ ] Unettomuus
- [ ] Sairaus
- [ ] Väsymys
- [ ] Hajut / Tuoksut
- [ ] Liike
- [ ] Silmien rasitus
- [ ] _____

Avustustoimenpiteet

Lääkitys	
Vesi	
Nukkua	
Harjoitus	
Muut	
Muut	

Huomautukset: _____

Migreeni lokikirja

Migreeni lokikirja

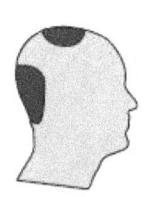 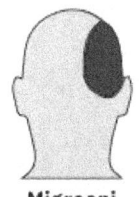 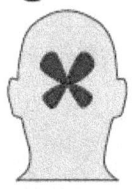 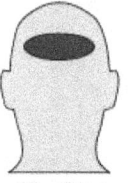 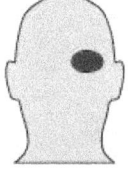 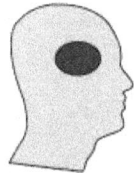

Kaula | Migreeni | Poskiontelo | Jännitys | Klusteri | Leukanivelet

Päivämäärä: _____ **Aika [ ]:** _____ _____

☀ ☁ ☁ 🌦 🌧 🌨 🌡 _____

☐ ☐ ☐ ☐ ☐ ☐

Kivun vakavuus

1	2	3	4	5	6	7	8	9	10

Liipaisimet

- ☐ Nälkä
- ☐ Kirkkaat valot
- ☐ Kahvi
- ☐ Stressi työssä
- ☐ Stressi kotona
- ☐ Väliin jääneet ateriat
- ☐ Ahdistus
- ☐ Unettomuus
- ☐ Sairaus
- ☐ Väsymys
- ☐ Hajut / Tuoksut
- ☐ Liike
- ☐ Silmien rasitus
- ☐ _____

Avustustoimenpiteet

Lääkitys	
Vesi	
Nukkua	
Harjoitus	
Muut	
Muut	

Huomautukset:

Migreeni lokikirja

Migreeni lokikirja

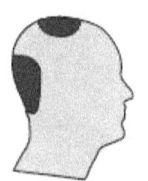 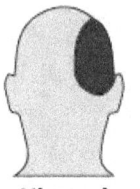 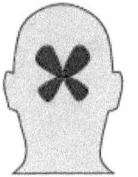 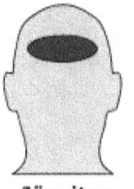 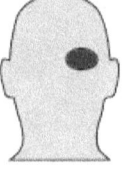 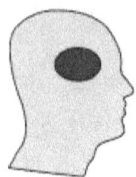

Kaula Migreeni Poskiontelo Jännitys Klusteri Leukanivelet

Päivämäärä: _____ **Aika [ ]:** _____ _____

Kivun vakavuus

1	2	3	4	5	6	7	8	9	10

Liipaisimet

- ☐ Nälkä
- ☐ Kirkkaat valot
- ☐ Kahvi
- ☐ Stressi työssä
- ☐ Stressi kotona
- ☐ Väliin jääneet ateriat
- ☐ Ahdistus
- ☐ Unettomuus
- ☐ Sairaus
- ☐ Väsymys
- ☐ Hajut / Tuoksut
- ☐ Liike
- ☐ Silmien rasitus
- ☐ _____

Avustustoimenpiteet

Lääkitys	
Vesi	
Nukkua	
Harjoitus	
Muut	
Muut	

Huomautukset:

Migreeni lokikirja

Migreeni lokikirja

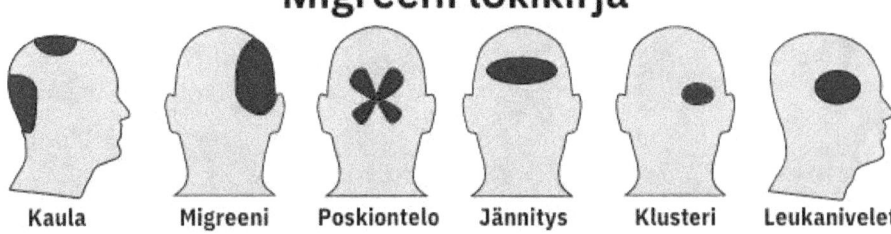

| Kaula | Migreeni | Poskiontelo | Jännitys | Klusteri | Leukanivelet |

Päivämäärä: _____   **Aika [ ]:** _____

☀ ☁ ⛅ 🌦 🌧 🌨 🌡_____
☐ ☐ ☐ ☐ ☐ ☐

Kivun vakavuus

| 1 | 2 | 3 | 4 | 5 | 6 | 7 | 8 | 9 | 10 |

Liipaisimet

☐ Nälkä   ☐ Unettomuus
☐ Kirkkaat valot   ☐ Sairaus
☐ Kahvi   ☐ Väsymys
☐ Stressi työssä   ☐ Hajut / Tuoksut
☐ Stressi kotona   ☐ Liike
☐ Väliin jääneet ateriat ☐ Silmien rasitus
☐ Ahdistus   ☐ _____

Avustustoimenpiteet

Lääkitys	
Vesi	
Nukkua	
Harjoitus	
Muut	
Muut	

Huomautukset:

Migreeni lokikirja

Migreeni lokikirja

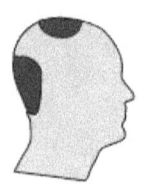 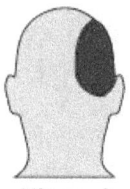 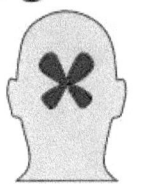 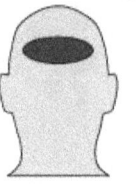 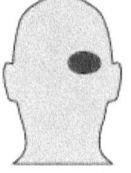 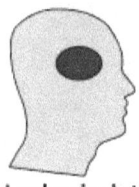

Kaula   Migreeni   Poskiontelo   Jännitys   Klusteri   Leukanivelet

Päivämäärä: _____ **Aika [ ]:** _____

☀️ ☁️ 🌤️ 🌦️ 🌧️ 🌨️ 🌡️_____
☐   ☐   ☐   ☐   ☐   ☐   ☐

Kivun vakavuus

1	2	3	4	5	6	7	8	9	10

Liipaisimet

- ☐ Nälkä
- ☐ Kirkkaat valot
- ☐ Kahvi
- ☐ Stressi työssä
- ☐ Stressi kotona
- ☐ Väliin jääneet ateriat
- ☐ Ahdistus

- ☐ Unettomuus
- ☐ Sairaus
- ☐ Väsymys
- ☐ Hajut / Tuoksut
- ☐ Liike
- ☐ Silmien rasitus
- ☐ _____

Avustustoimenpiteet

Lääkitys	
Vesi	
Nukkua	
Harjoitus	
Muut	
Muut	

Huomautukset: _____

Migreeni lokikirja

Migreeni lokikirja

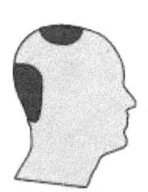 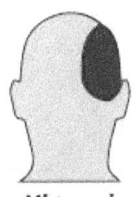 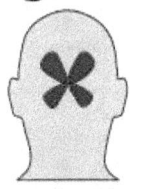 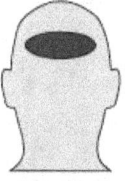 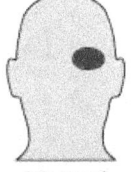 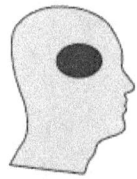

Kaula   Migreeni   Poskiontelo   Jännitys   Klusteri   Leukanivelet

Päivämäärä: _____   Aika [ ]: _____

☀ ☁ 🌤 🌦 🌧 🌨 🌡 _____
☐ ☐ ☐ ☐ ☐ ☐

Kivun vakavuus

1	2	3	4	5	6	7	8	9	10

Liipaisimet

☐ Nälkä	☐ Unettomuus
☐ Kirkkaat valot	☐ Sairaus
☐ Kahvi	☐ Väsymys
☐ Stressi työssä	☐ Hajut / Tuoksut
☐ Stressi kotona	☐ Liike
☐ Väliin jääneet ateriat	☐ Silmien rasitus
☐ Ahdistus	☐ _____

Avustustoimenpiteet

Lääkitys	
Vesi	
Nukkua	
Harjoitus	
Muut	
Muut	

Huomautukset: _____

Migreeni lokikirja

Migreeni lokikirja

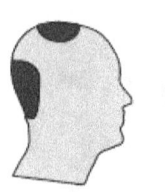 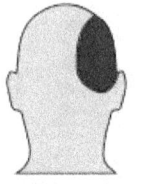 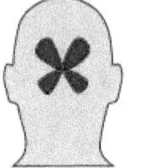 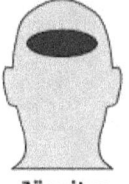 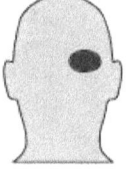 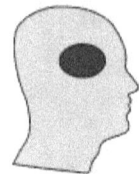

Kaula   Migreeni   Poskiontelo   Jännitys   Klusteri   Leukanivelet

Päivämäärä: _____   Aika [ ]: _____ _____

☀ ☁ ⛅ 🌥 🌧 🌨 🌡 _____

Kivun vakavuus

1	2	3	4	5	6	7	8	9	10

Liipaisimet

- ☐ Nälkä
- ☐ Kirkkaat valot
- ☐ Kahvi
- ☐ Stressi työssä
- ☐ Stressi kotona
- ☐ Väliin jääneet ateriat
- ☐ Ahdistus
- ☐ Unettomuus
- ☐ Sairaus
- ☐ Väsymys
- ☐ Hajut / Tuoksut
- ☐ Liike
- ☐ Silmien rasitus
- ☐ _____

Avustustoimenpiteet

Lääkitys	
Vesi	
Nukkua	
Harjoitus	
Muut	
Muut	

Huomautukset:

Migreeni lokikirja

Migreeni lokikirja

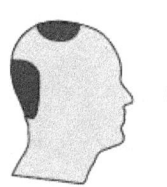 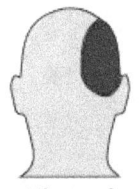 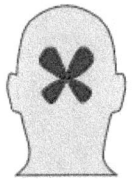 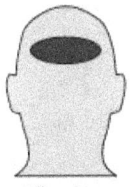 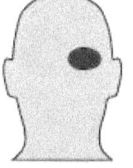 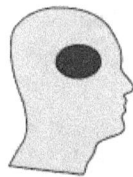

Kaula — Migreeni — Poskiontelo — Jännitys — Klusteri — Leukanivelet

Päivämäärä: _____   **Aika [ ]:** _____   _____

☀ ☁ 🌤 🌦 🌧 🌨 🌡 ___

☐   ☐   ☐   ☐   ☐   ☐

Kivun vakavuus

1	2	3	4	5	6	7	8	9	10

Liipaisimet

- ☐ Nälkä
- ☐ Kirkkaat valot
- ☐ Kahvi
- ☐ Stressi työssä
- ☐ Stressi kotona
- ☐ Väliin jääneet ateriat
- ☐ Ahdistus

- ☐ Unettomuus
- ☐ Sairaus
- ☐ Väsymys
- ☐ Hajut / Tuoksut
- ☐ Liike
- ☐ Silmien rasitus
- ☐ _____

Avustustoimenpiteet

Lääkitys	
Vesi	
Nukkua	
Harjoitus	
Muut	
Muut	

Huomautukset: _____

Migreeni lokikirja

Migreeni lokikirja

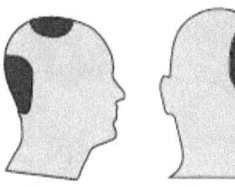 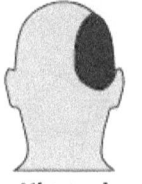 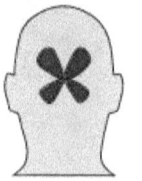 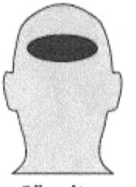 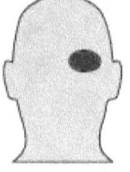 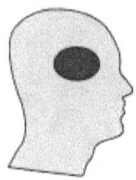

Kaula Migreeni Poskiontelo Jännitys Klusteri Leukanivelet

Päivämäärä: _____   Aika [ ]: _____ _____

Kivun vakavuus

1	2	3	4	5	6	7	8	9	10

Liipaisimet

- ☐ Nälkä
- ☐ Kirkkaat valot
- ☐ Kahvi
- ☐ Stressi työssä
- ☐ Stressi kotona
- ☐ Väliin jääneet ateriat
- ☐ Ahdistus
- ☐ Unettomuus
- ☐ Sairaus
- ☐ Väsymys
- ☐ Hajut / Tuoksut
- ☐ Liike
- ☐ Silmien rasitus
- ☐ _____

Avustustoimenpiteet

Lääkitys	
Vesi	
Nukkua	
Harjoitus	
Muut	
Muut	

Huomautukset:

Migreeni lokikirja

Migreeni lokikirja

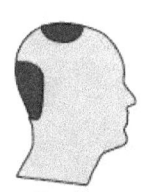 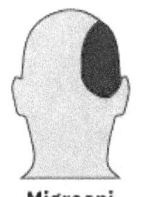 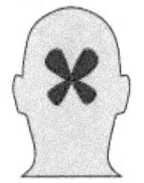 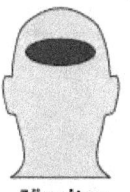 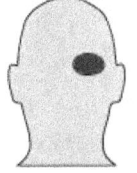 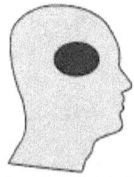

Kaula | Migreeni | Poskiontelo | Jännitys | Klusteri | Leukanivelet

Päivämäärä: _____ **Aika [ ]:** _____

☀ ☁ 🌤 🌦 🌧 🌨 🌡 _____

Kivun vakavuus

| 1 | 2 | 3 | 4 | 5 | 6 | 7 | 8 | 9 | 10 |

Liipaisimet

- ☐ Nälkä
- ☐ Kirkkaat valot
- ☐ Kahvi
- ☐ Stressi työssä
- ☐ Stressi kotona
- ☐ Väliin jääneet ateriat
- ☐ Ahdistus

- ☐ Unettomuus
- ☐ Sairaus
- ☐ Väsymys
- ☐ Hajut / Tuoksut
- ☐ Liike
- ☐ Silmien rasitus
- ☐ _____

Avustustoimenpiteet

Lääkitys	
Vesi	
Nukkua	
Harjoitus	
Muut	
Muut	

Huomautukset:

Migreeni lokikirja

Migreeni lokikirja

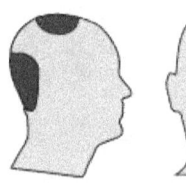 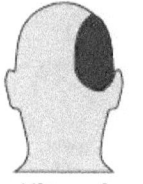 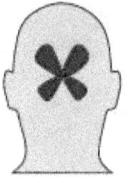 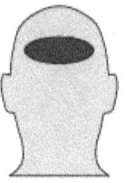 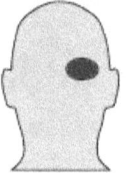 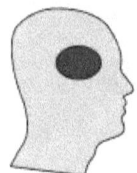

Kaula   Migreeni   Poskiontelo   Jännitys   Klusteri   Leukanivelet

Päivämäärä: _____   **Aika [ ]:** _____

☀ ☐   ⛅ ☐   ☁ ☐   🌥 ☐   ☁ ☐   🌧 ☐   🌨 ☐   🌡 _____

Kivun vakavuus

1	2	3	4	5	6	7	8	9	10

Liipaisimet

- ☐ Nälkä
- ☐ Kirkkaat valot
- ☐ Kahvi
- ☐ Stressi työssä
- ☐ Stressi kotona
- ☐ Väliin jääneet ateriat
- ☐ Ahdistus

- ☐ Unettomuus
- ☐ Sairaus
- ☐ Väsymys
- ☐ Hajut / Tuoksut
- ☐ Liike
- ☐ Silmien rasitus
- ☐ _____

Avustustoimenpiteet

Lääkitys	
Vesi	
Nukkua	
Harjoitus	
Muut	
Muut	

Huomautukset:

Migreeni lokikirja

Migreeni lokikirja

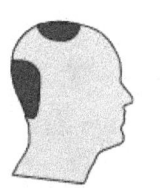 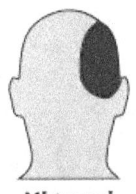 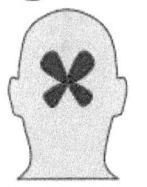 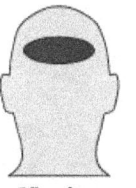 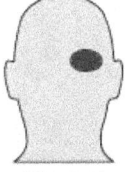 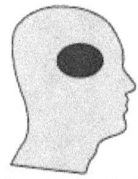

Kaula   Migreeni   Poskiontelo   Jännitys   Klusteri   Leukanivelet

Päivämäärä: _____   **Aika [ ]:** _____ _____

☀ ☐   ⛅ ☐   🌥 ☐   🌦 ☐   🌧 ☐   🌨 ☐   🌡 _____

Kivun vakavuus

1	2	3	4	5	6	7	8	9	10

Liipaisimet

- ☐ Nälkä
- ☐ Kirkkaat valot
- ☐ Kahvi
- ☐ Stressi työssä
- ☐ Stressi kotona
- ☐ Väliin jääneet ateriat
- ☐ Ahdistus

- ☐ Unettomuus
- ☐ Sairaus
- ☐ Väsymys
- ☐ Hajut / Tuoksut
- ☐ Liike
- ☐ Silmien rasitus
- ☐ _____

Avustustoimenpiteet

Lääkitys	
Vesi	
Nukkua	
Harjoitus	
Muut	
Muut	

Huomautukset:

Migreeni lokikirja

Migreeni lokikirja

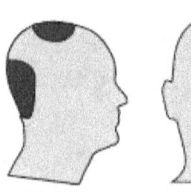 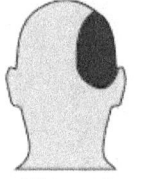 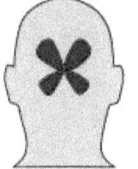 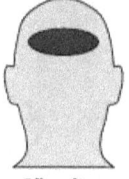 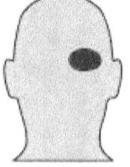 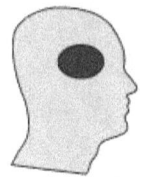

Kaula Migreeni Poskiontelo Jännitys Klusteri Leukanivelet

Päivämäärä: _____ Aika [ ]: _____

Kivun vakavuus

1	2	3	4	5	6	7	8	9	10

Liipaisimet

- ☐ Nälkä
- ☐ Kirkkaat valot
- ☐ Kahvi
- ☐ Stressi työssä
- ☐ Stressi kotona
- ☐ Väliin jääneet ateriat
- ☐ Ahdistus
- ☐ Unettomuus
- ☐ Sairaus
- ☐ Väsymys
- ☐ Hajut / Tuoksut
- ☐ Liike
- ☐ Silmien rasitus
- ☐ _____

Avustustoimenpiteet

Lääkitys	
Vesi	
Nukkua	
Harjoitus	
Muut	
Muut	

Huomautukset: _____

Migreeni lokikirja

Migreeni lokikirja

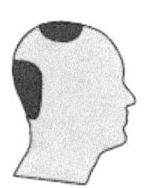 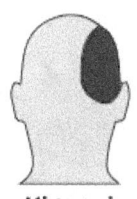 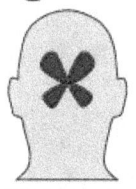 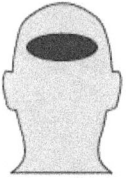 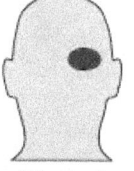 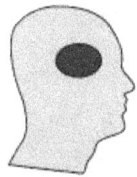

Kaula Migreeni Poskiontelo Jännitys Klusteri Leukanivelet

Päivämäärä: _____   Aika [ ]: _____ _____

☀ ☁ ☁ 🌦 🌧 ❄ 🌡 _____
☐ ☐ ☐ ☐ ☐ ☐

Kivun vakavuus

1	2	3	4	5	6	7	8	9	10

Liipaisimet

☐ Nälkä   ☐ Unettomuus
☐ Kirkkaat valot   ☐ Sairaus
☐ Kahvi   ☐ Väsymys
☐ Stressi työssä   ☐ Hajut / Tuoksut
☐ Stressi kotona   ☐ Liike
☐ Väliin jääneet ateriat ☐ Silmien rasitus
☐ Ahdistus   ☐ _____

Avustustoimenpiteet

Lääkitys	
Vesi	
Nukkua	
Harjoitus	
Muut	
Muut	

Huomautukset:

Migreeni lokikirja

Migreeni lokikirja

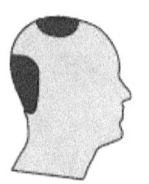 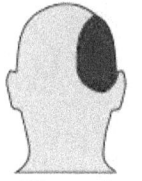 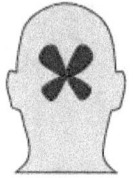 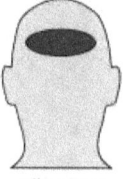 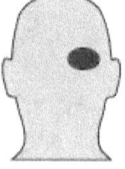 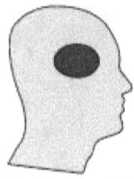

Kaula　　Migreeni　　Poskiontelo　　Jännitys　　Klusteri　　Leukanivelet

Päivämäärä: _____　　Aika [ ]: _____ _____

Kivun vakavuus

1	2	3	4	5	6	7	8	9	10

Liipaisimet

- ☐ Nälkä
- ☐ Kirkkaat valot
- ☐ Kahvi
- ☐ Stressi työssä
- ☐ Stressi kotona
- ☐ Väliin jääneet ateriat
- ☐ Ahdistus
- ☐ Unettomuus
- ☐ Sairaus
- ☐ Väsymys
- ☐ Hajut / Tuoksut
- ☐ Liike
- ☐ Silmien rasitus
- ☐ _____

Avustustoimenpiteet

Lääkitys	
Vesi	
Nukkua	
Harjoitus	
Muut	
Muut	

Huomautukset:

Migreeni lokikirja

Migreeni lokikirja

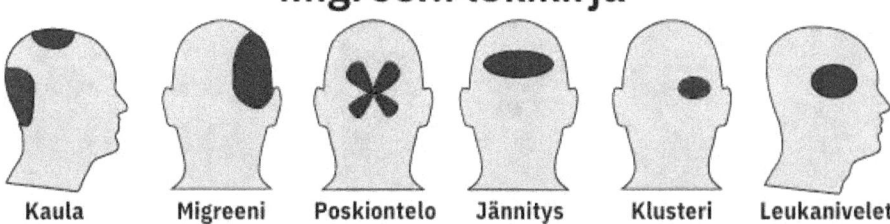

| Kaula | Migreeni | Poskiontelo | Jännitys | Klusteri | Leukanivelet |

Päivämäärä: _____   **Aika [ ]:** _____ _____

☀ ☐   ⛅ ☐   🌤 ☐   🌦 ☐   🌧 ☐   🌨 ☐   🌡 _____

Kivun vakavuus

| 1 | 2 | 3 | 4 | 5 | 6 | 7 | 8 | 9 | 10 |

Liipaisimet

- ☐ Nälkä
- ☐ Kirkkaat valot
- ☐ Kahvi
- ☐ Stressi työssä
- ☐ Stressi kotona
- ☐ Väliin jääneet ateriat
- ☐ Ahdistus

- ☐ Unettomuus
- ☐ Sairaus
- ☐ Väsymys
- ☐ Hajut / Tuoksut
- ☐ Liike
- ☐ Silmien rasitus
- ☐ _____

Avustustoimenpiteet

Lääkitys	
Vesi	
Nukkua	
Harjoitus	
Muut	
Muut	

Huomautukset:

Migreeni lokikirja

Migreeni lokikirja

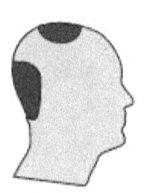 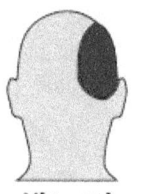 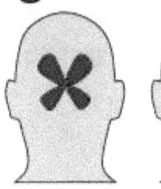 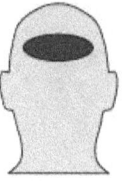 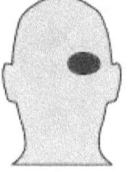 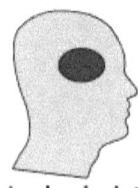

Kaula   Migreeni   Poskiontelo   Jännitys   Klusteri   Leukanivelet

Päivämäärä: _____   **Aika [ ]:** _____

Kivun vakavuus

1	2	3	4	5	6	7	8	9	10

Liipaisimet

- ☐ Nälkä
- ☐ Kirkkaat valot
- ☐ Kahvi
- ☐ Stressi työssä
- ☐ Stressi kotona
- ☐ Väliin jääneet ateriat
- ☐ Ahdistus
- ☐ Unettomuus
- ☐ Sairaus
- ☐ Väsymys
- ☐ Hajut / Tuoksut
- ☐ Liike
- ☐ Silmien rasitus
- ☐ _____

Avustustoimenpiteet

Lääkitys	
Vesi	
Nukkua	
Harjoitus	
Muut	
Muut	

Huomautukset:

Migreeni lokikirja

Migreeni lokikirja

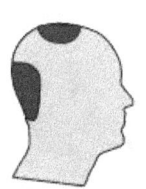 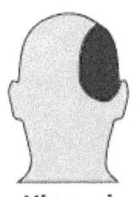 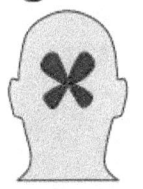 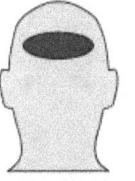 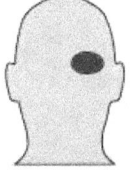 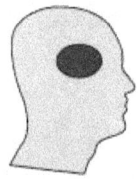

Kaula Migreeni Poskiontelo Jännitys Klusteri Leukanivelet

Päivämäärä: _____   Aika [ ]: _____ _____

☀ ☁ ☁ 🌧 🌧 🌨 🌡 _____
☐ ☐ ☐ ☐ ☐ ☐

Kivun vakavuus

1	2	3	4	5	6	7	8	9	10

Liipaisimet

- ☐ Nälkä
- ☐ Kirkkaat valot
- ☐ Kahvi
- ☐ Stressi työssä
- ☐ Stressi kotona
- ☐ Väliin jääneet ateriat
- ☐ Ahdistus

- ☐ Unettomuus
- ☐ Sairaus
- ☐ Väsymys
- ☐ Hajut / Tuoksut
- ☐ Liike
- ☐ Silmien rasitus
- ☐ _____

Avustustoimenpiteet

Lääkitys	
Vesi	
Nukkua	
Harjoitus	
Muut	
Muut	

Huomautukset: _____

Migreeni lokikirja

Migreeni lokikirja

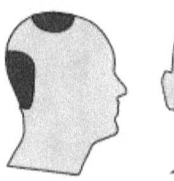 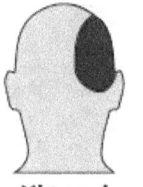 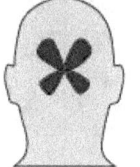 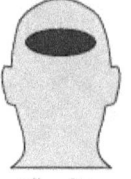 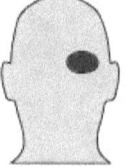 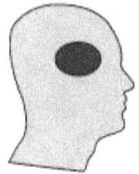

Kaula   Migreeni   Poskiontelo   Jännitys   Klusteri   Leukanivelet

Päivämäärä: _____   **Aika [ ]:** _____

Kivun vakavuus

1	2	3	4	5	6	7	8	9	10

Liipaisimet

- ☐ Nälkä
- ☐ Kirkkaat valot
- ☐ Kahvi
- ☐ Stressi työssä
- ☐ Stressi kotona
- ☐ Väliin jääneet ateriat
- ☐ Ahdistus

- ☐ Unettomuus
- ☐ Sairaus
- ☐ Väsymys
- ☐ Hajut / Tuoksut
- ☐ Liike
- ☐ Silmien rasitus
- ☐ _____

Avustustoimenpiteet

Lääkitys	
Vesi	
Nukkua	
Harjoitus	
Muut	
Muut	

Huomautukset: _____

Migreeni lokikirja

Migreeni lokikirja

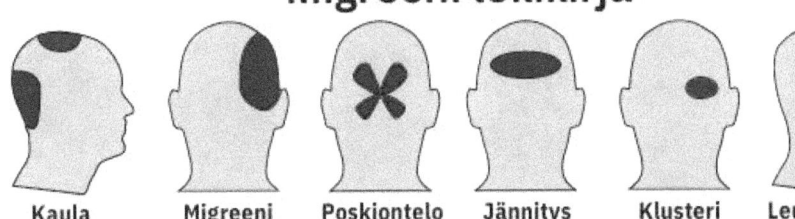

| Kaula | Migreeni | Poskiontelo | Jännitys | Klusteri | Leukanivelet |

Päivämäärä: _____   **Aika [ ]:** _____ _____

☐ ☐ ☐ ☐ ☐ ☐

Kivun vakavuus

1	2	3	4	5	6	7	8	9	10

Liipaisimet

- ☐ Nälkä
- ☐ Kirkkaat valot
- ☐ Kahvi
- ☐ Stressi työssä
- ☐ Stressi kotona
- ☐ Väliin jääneet ateriat
- ☐ Ahdistus

- ☐ Unettomuus
- ☐ Sairaus
- ☐ Väsymys
- ☐ Hajut / Tuoksut
- ☐ Liike
- ☐ Silmien rasitus
- ☐ _____

Avustustoimenpiteet

Lääkitys	
Vesi	
Nukkua	
Harjoitus	
Muut	
Muut	

Huomautukset: _____

Migreeni lokikirja

Migreeni lokikirja

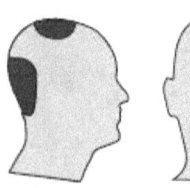 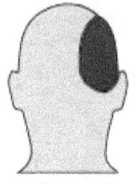 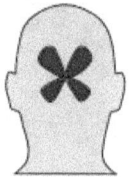 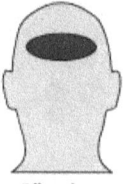 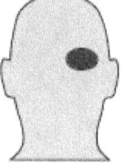 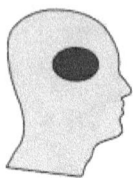

Kaula — Migreeni — Poskiontelo — Jännitys — Klusteri — Leukanivelet

Päivämäärä: _____   Aika [ ]: _____

☀ ☁ ⛅ 🌦 🌧 🌨 🌡 _____

Kivun vakavuus

1	2	3	4	5	6	7	8	9	10

Liipaisimet

- ☐ Nälkä
- ☐ Kirkkaat valot
- ☐ Kahvi
- ☐ Stressi työssä
- ☐ Stressi kotona
- ☐ Väliin jääneet ateriat
- ☐ Ahdistus
- ☐ Unettomuus
- ☐ Sairaus
- ☐ Väsymys
- ☐ Hajut / Tuoksut
- ☐ Liike
- ☐ Silmien rasitus
- ☐ _____

Avustustoimenpiteet

Lääkitys	
Vesi	
Nukkua	
Harjoitus	
Muut	
Muut	

Huomautukset: _____

Migreeni lokikirja

Migreeni lokikirja

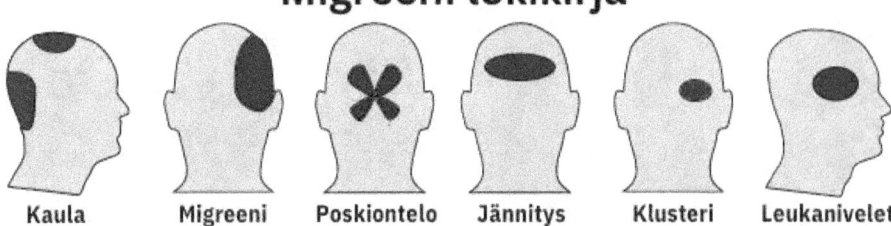

| Kaula | Migreeni | Poskiontelo | Jännitys | Klusteri | Leukanivelet |

Päivämäärä: _____   **Aika [ ]:** _____

☀ ☐   ⛅ ☐   🌥 ☐   🌦 ☐   🌧 ☐   🌨 ☐   🌡

Kivun vakavuus

1	2	3	4	5	6	7	8	9	10

Liipaisimet

- ☐ Nälkä
- ☐ Kirkkaat valot
- ☐ Kahvi
- ☐ Stressi työssä
- ☐ Stressi kotona
- ☐ Väliin jääneet ateriat
- ☐ Ahdistus

- ☐ Unettomuus
- ☐ Sairaus
- ☐ Väsymys
- ☐ Hajut / Tuoksut
- ☐ Liike
- ☐ Silmien rasitus
- ☐ _____

Avustustoimenpiteet

Lääkitys	
Vesi	
Nukkua	
Harjoitus	
Muut	
Muut	

Huomautukset: _____

Migreeni lokikirja

Migreeni lokikirja

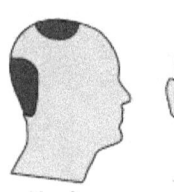 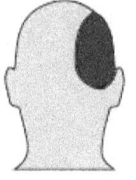 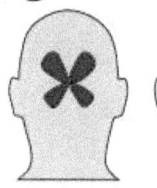 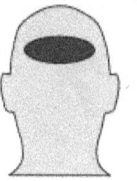 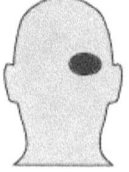 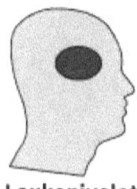

Kaula — Migreeni — Poskiontelo — Jännitys — Klusteri — Leukanivelet

Päivämäärä: _____   Aika [ ]: _____

☀ ☐   ⛅ ☐   🌥 ☐   🌦 ☐   🌧 ☐   🌨 ☐   🌡 _____

Kivun vakavuus

1	2	3	4	5	6	7	8	9	10

Liipaisimet

- ☐ Nälkä
- ☐ Kirkkaat valot
- ☐ Kahvi
- ☐ Stressi työssä
- ☐ Stressi kotona
- ☐ Väliin jääneet ateriat
- ☐ Ahdistus
- ☐ Unettomuus
- ☐ Sairaus
- ☐ Väsymys
- ☐ Hajut / Tuoksut
- ☐ Liike
- ☐ Silmien rasitus
- ☐ _____

Avustustoimenpiteet

Lääkitys	
Vesi	
Nukkua	
Harjoitus	
Muut	
Muut	

Huomautukset:

Migreeni lokikirja

Migreeni lokikirja

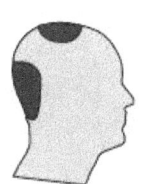 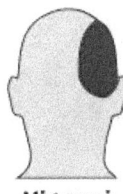 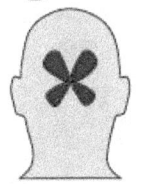 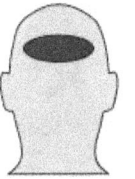 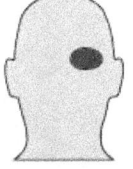 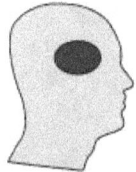

Kaula   Migreeni   Poskiontelo   Jännitys   Klusteri   Leukanivelet

Päivämäärä: _____   **Aika [ ]:** _____ _____

☀ ☐   ⛅ ☐   🌥 ☐   🌧 ☐   🌧 ☐   🌨 ☐   🌡 _____

Kivun vakavuus

1	2	3	4	5	6	7	8	9	10

Liipaisimet

- ☐ Nälkä
- ☐ Kirkkaat valot
- ☐ Kahvi
- ☐ Stressi työssä
- ☐ Stressi kotona
- ☐ Väliin jääneet ateriat
- ☐ Ahdistus
- ☐ Unettomuus
- ☐ Sairaus
- ☐ Väsymys
- ☐ Hajut / Tuoksut
- ☐ Liike
- ☐ Silmien rasitus
- ☐ _____

Avustustoimenpiteet

Lääkitys	
Vesi	
Nukkua	
Harjoitus	
Muut	
Muut	

Huomautukset:

Migreeni lokikirja

Migreeni lokikirja

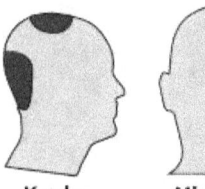 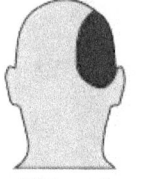 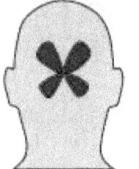 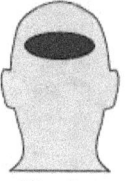 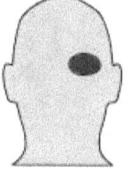 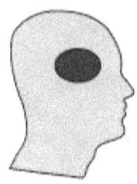

Kaula Migreeni Poskiontelo Jännitys Klusteri Leukanivelet

Päivämäärä: _____   Aika [ ]: _____

Kivun vakavuus

1	2	3	4	5	6	7	8	9	10

Liipaisimet

- ☐ Nälkä
- ☐ Kirkkaat valot
- ☐ Kahvi
- ☐ Stressi työssä
- ☐ Stressi kotona
- ☐ Väliin jääneet ateriat
- ☐ Ahdistus
- ☐ Unettomuus
- ☐ Sairaus
- ☐ Väsymys
- ☐ Hajut / Tuoksut
- ☐ Liike
- ☐ Silmien rasitus
- ☐ _____

Avustustoimenpiteet

Lääkitys	
Vesi	
Nukkua	
Harjoitus	
Muut	
Muut	

Huomautukset:

Migreeni lokikirja

Migreeni lokikirja

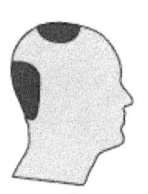 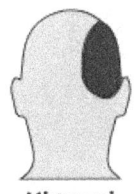 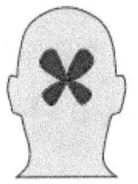 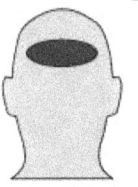 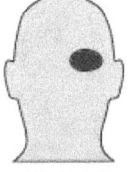 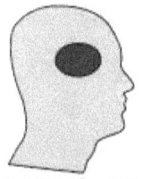

Kaula Migreeni Poskiontelo Jännitys Klusteri Leukanivelet

Päivämäärä: _____ **Aika [ ]:** _____ _____

☀ ☁ ⛅ 🌧 🌧 🌨 🌡
☐ ☐ ☐ ☐ ☐ ☐

Kivun vakavuus

1	2	3	4	5	6	7	8	9	10

Liipaisimet

- ☐ Nälkä
- ☐ Kirkkaat valot
- ☐ Kahvi
- ☐ Stressi työssä
- ☐ Stressi kotona
- ☐ Väliin jääneet ateriat
- ☐ Ahdistus

- ☐ Unettomuus
- ☐ Sairaus
- ☐ Väsymys
- ☐ Hajut / Tuoksut
- ☐ Liike
- ☐ Silmien rasitus
- ☐ _____

Avustustoimenpiteet

Lääkitys	
Vesi	
Nukkua	
Harjoitus	
Muut	
Muut	

Huomautukset: _____

Migreeni lokikirja

Migreeni lokikirja

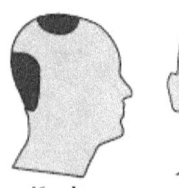 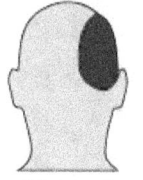 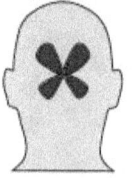 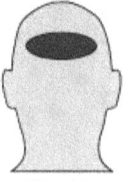 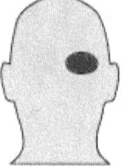 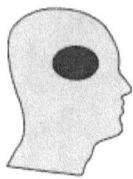

Kaula   Migreeni   Poskiontelo   Jännitys   Klusteri   Leukanivelet

Päivämäärä: _____   Aika [ ]: _____

Kivun vakavuus

1	2	3	4	5	6	7	8	9	10

Liipaisimet

- ☐ Nälkä
- ☐ Kirkkaat valot
- ☐ Kahvi
- ☐ Stressi työssä
- ☐ Stressi kotona
- ☐ Väliin jääneet ateriat
- ☐ Ahdistus
- ☐ Unettomuus
- ☐ Sairaus
- ☐ Väsymys
- ☐ Hajut / Tuoksut
- ☐ Liike
- ☐ Silmien rasitus
- ☐ _____

Avustustoimenpiteet

Lääkitys	
Vesi	
Nukkua	
Harjoitus	
Muut	
Muut	

Huomautukset: _____

Migreeni lokikirja

Migreeni lokikirja

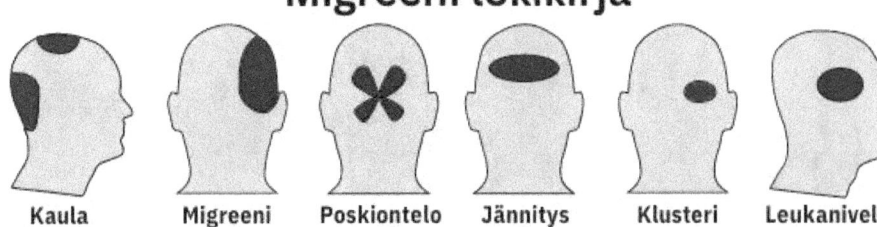

| Kaula | Migreeni | Poskiontelo | Jännitys | Klusteri | Leukanivelet |

Päivämäärä: _____ **Aika [ ]:** _____ _____

☀ ☐ ⛅ ☐ 🌤 ☐ 🌦 ☐ 🌧 ☐ 🌨 ☐ 🌡 _____

Kivun vakavuus

1	2	3	4	5	6	7	8	9	10

Liipaisimet

- ☐ Nälkä
- ☐ Kirkkaat valot
- ☐ Kahvi
- ☐ Stressi työssä
- ☐ Stressi kotona
- ☐ Väliin jääneet ateriat
- ☐ Ahdistus

- ☐ Unettomuus
- ☐ Sairaus
- ☐ Väsymys
- ☐ Hajut / Tuoksut
- ☐ Liike
- ☐ Silmien rasitus
- ☐ _____

Avustustoimenpiteet

Lääkitys	
Vesi	
Nukkua	
Harjoitus	
Muut	
Muut	

Huomautukset: _____

Migreeni lokikirja

Migreeni lokikirja

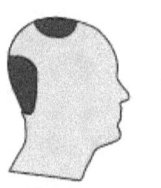 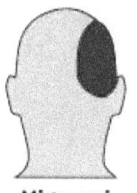 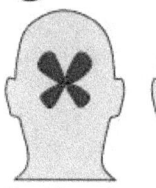 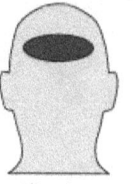 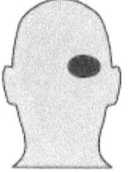 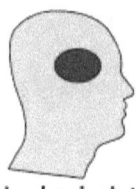

Kaula Migreeni Poskiontelo Jännitys Klusteri Leukanivelet

Päivämäärä: _____ **Aika [ ]:** _____

☐ ☐ ☐ ☐ ☐ ☐ ☐ _____

Kivun vakavuus

1	2	3	4	5	6	7	8	9	10

Liipaisimet

☐ Nälkä	☐ Unettomuus
☐ Kirkkaat valot	☐ Sairaus
☐ Kahvi	☐ Väsymys
☐ Stressi työssä	☐ Hajut / Tuoksut
☐ Stressi kotona	☐ Liike
☐ Väliin jääneet ateriat	☐ Silmien rasitus
☐ Ahdistus	☐ _____

Avustustoimenpiteet

Lääkitys	
Vesi	
Nukkua	
Harjoitus	
Muut	
Muut	

Huomautukset:

Migreeni lokikirja

Migreeni lokikirja

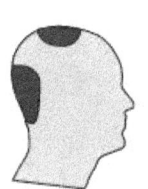 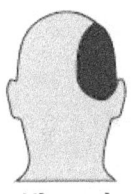 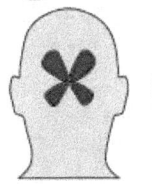 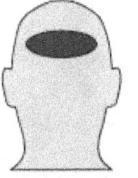 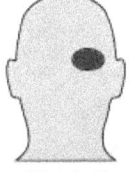 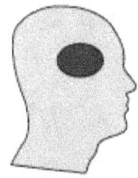

Kaula — Migreeni — Poskiontelo — Jännitys — Klusteri — Leukanivelet

Päivämäärä: _____   **Aika [ ]:** _____   _____

Kivun vakavuus

1	2	3	4	5	6	7	8	9	10

Liipaisimet

- ☐ Nälkä
- ☐ Kirkkaat valot
- ☐ Kahvi
- ☐ Stressi työssä
- ☐ Stressi kotona
- ☐ Väliin jääneet ateriat
- ☐ Ahdistus

- ☐ Unettomuus
- ☐ Sairaus
- ☐ Väsymys
- ☐ Hajut / Tuoksut
- ☐ Liike
- ☐ Silmien rasitus
- ☐ _____

Avustustoimenpiteet

Lääkitys	
Vesi	
Nukkua	
Harjoitus	
Muut	
Muut	

Huomautukset: _____

Migreeni lokikirja

Migreeni lokikirja

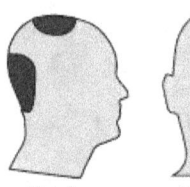 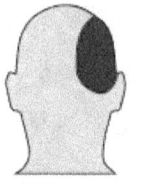 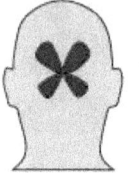 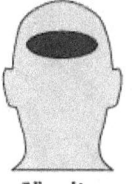 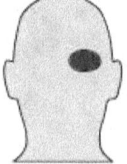 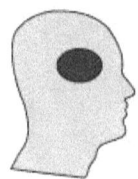

Kaula   Migreeni   Poskiontelo   Jännitys   Klusteri   Leukanivelet

Päivämäärä: _____   Aika [ ]: _____ _____

☀ ☁ 🌤 🌧 🌧 🌨 🌡 _____
☐ ☐ ☐ ☐ ☐ ☐

Kivun vakavuus

1	2	3	4	5	6	7	8	9	10

Liipaisimet

- ☐ Nälkä
- ☐ Kirkkaat valot
- ☐ Kahvi
- ☐ Stressi työssä
- ☐ Stressi kotona
- ☐ Väliin jääneet ateriat
- ☐ Ahdistus

- ☐ Unettomuus
- ☐ Sairaus
- ☐ Väsymys
- ☐ Hajut / Tuoksut
- ☐ Liike
- ☐ Silmien rasitus
- ☐ _____

Avustustoimenpiteet

Lääkitys	
Vesi	
Nukkua	
Harjoitus	
Muut	
Muut	

Huomautukset:

Migreeni lokikirja

Migreeni lokikirja

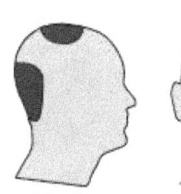 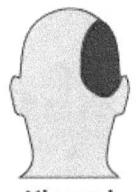 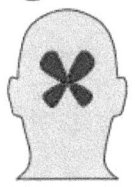 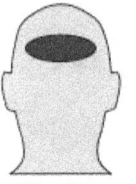 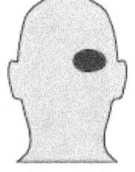 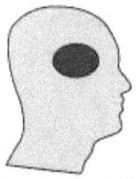

Kaula — Migreeni — Poskiontelo — Jännitys — Klusteri — Leukanivelet

Päivämäärä: _____   **Aika [ ]:** _____

☀ ☐   ⛅ ☐   🌤 ☐   🌦 ☐   🌧 ☐   🌨 ☐   🌡

Kivun vakavuus

1	2	3	4	5	6	7	8	9	10

Liipaisimet

- ☐ Nälkä
- ☐ Kirkkaat valot
- ☐ Kahvi
- ☐ Stressi työssä
- ☐ Stressi kotona
- ☐ Väliin jääneet ateriat
- ☐ Ahdistus

- ☐ Unettomuus
- ☐ Sairaus
- ☐ Väsymys
- ☐ Hajut / Tuoksut
- ☐ Liike
- ☐ Silmien rasitus
- ☐ _____

Avustustoimenpiteet

Lääkitys	
Vesi	
Nukkua	
Harjoitus	
Muut	
Muut	

Huomautukset:

Migreeni lokikirja

Migreeni lokikirja

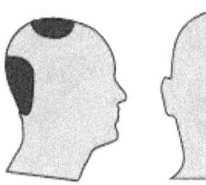 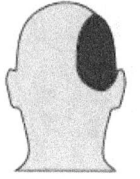 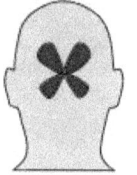 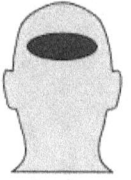 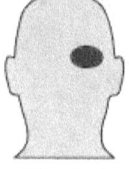 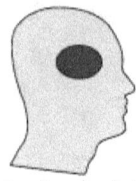

Kaula — Migreeni — Poskiontelo — Jännitys — Klusteri — Leukanivelet

Päivämäärä: _____ **Aika [ ]:** _____

☀ ☁ ⛅ 🌦 🌧 🌨 🌡 _____

Kivun vakavuus

1	2	3	4	5	6	7	8	9	10

Liipaisimet

- ☐ Nälkä
- ☐ Kirkkaat valot
- ☐ Kahvi
- ☐ Stressi työssä
- ☐ Stressi kotona
- ☐ Väliin jääneet ateriat
- ☐ Ahdistus
- ☐ Unettomuus
- ☐ Sairaus
- ☐ Väsymys
- ☐ Hajut / Tuoksut
- ☐ Liike
- ☐ Silmien rasitus
- ☐ _____

Avustustoimenpiteet

Lääkitys	
Vesi	
Nukkua	
Harjoitus	
Muut	
Muut	

Huomautukset:

Migreeni lokikirja

Migreeni lokikirja

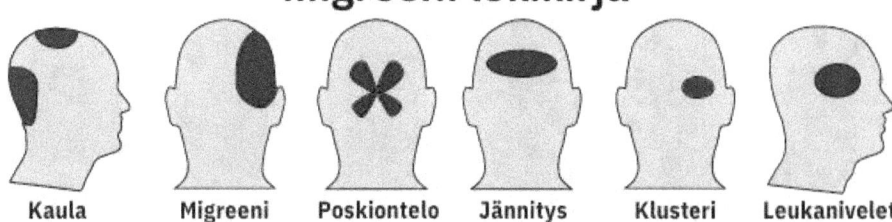

| Kaula | Migreeni | Poskiontelo | Jännitys | Klusteri | Leukanivelet |

Päivämäärä: _____ **Aika [ ]:** _____ _____

☀ ☐   ☁ ☐   🌦 ☐   🌧 ☐   ⛈ ☐   🌨 ☐   🌡 _____

Kivun vakavuus

| 1 | 2 | 3 | 4 | 5 | 6 | 7 | 8 | 9 | 10 |

Liipaisimet

- ☐ Nälkä
- ☐ Kirkkaat valot
- ☐ Kahvi
- ☐ Stressi työssä
- ☐ Stressi kotona
- ☐ Väliin jääneet ateriat
- ☐ Ahdistus
- ☐ Unettomuus
- ☐ Sairaus
- ☐ Väsymys
- ☐ Hajut / Tuoksut
- ☐ Liike
- ☐ Silmien rasitus
- ☐ _____

Avustustoimenpiteet

Lääkitys	
Vesi	
Nukkua	
Harjoitus	
Muut	
Muut	

Huomautukset: _____

Migreeni lokikirja

Migreeni lokikirja

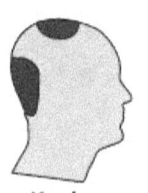 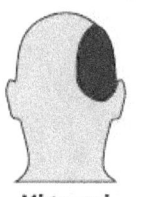 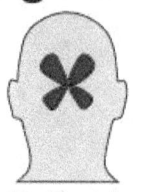 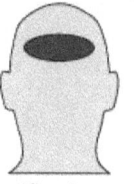 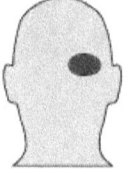 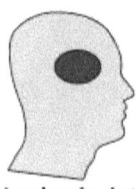

| Kaula | Migreeni | Poskiontelo | Jännitys | Klusteri | Leukanivelet |

Päivämäärä: _____   **Aika [ ]:** _____ _____

☀ ☐   ⛅ ☐   🌥 ☐   🌦 ☐   🌧 ☐   🌨 ☐   🌡 _____

Kivun vakavuus

1	2	3	4	5	6	7	8	9	10

Liipaisimet

- ☐ Nälkä
- ☐ Kirkkaat valot
- ☐ Kahvi
- ☐ Stressi työssä
- ☐ Stressi kotona
- ☐ Väliin jääneet ateriat
- ☐ Ahdistus

- ☐ Unettomuus
- ☐ Sairaus
- ☐ Väsymys
- ☐ Hajut / Tuoksut
- ☐ Liike
- ☐ Silmien rasitus
- ☐ _____

Avustustoimenpiteet

Lääkitys	
Vesi	
Nukkua	
Harjoitus	
Muut	
Muut	

Huomautukset:

Migreeni lokikirja

Migreeni lokikirja

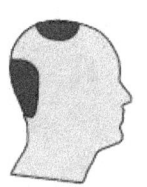 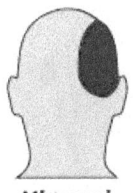 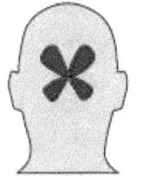 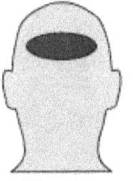 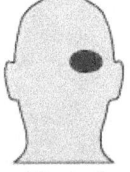 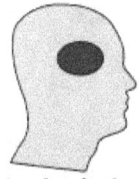

Kaula Migreeni Poskiontelo Jännitys Klusteri Leukanivelet

Päivämäärä: _____ **Aika [ ]:** _____ _____

☀️ ☁️ ⛅ 🌦️ 🌧️ 🌨️ 🌡️ _____
☐ ☐ ☐ ☐ ☐ ☐

Kivun vakavuus

1	2	3	4	5	6	7	8	9	10

Liipaisimet

- ☐ Nälkä
- ☐ Kirkkaat valot
- ☐ Kahvi
- ☐ Stressi työssä
- ☐ Stressi kotona
- ☐ Väliin jääneet ateriat
- ☐ Ahdistus

- ☐ Unettomuus
- ☐ Sairaus
- ☐ Väsymys
- ☐ Hajut / Tuoksut
- ☐ Liike
- ☐ Silmien rasitus
- ☐ _____

Avustustoimenpiteet

Lääkitys	
Vesi	
Nukkua	
Harjoitus	
Muut	
Muut	

Huomautukset:

Migreeni lokikirja

Migreeni lokikirja

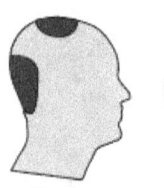 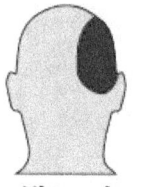 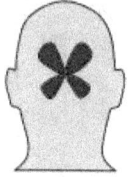 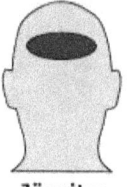 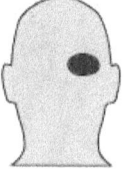 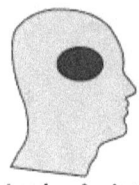

Kaula Migreeni Poskiontelo Jännitys Klusteri Leukanivelet

Päivämäärä: _____   Aika [ ]: _____ _____

☀ ☁ ⛅ 🌦 🌧 🌨   🌡 _____
☐ ☐ ☐ ☐ ☐ ☐

Kivun vakavuus

1	2	3	4	5	6	7	8	9	10

Liipaisimet

- ☐ Nälkä
- ☐ Kirkkaat valot
- ☐ Kahvi
- ☐ Stressi työssä
- ☐ Stressi kotona
- ☐ Väliin jääneet ateriat
- ☐ Ahdistus
- ☐ Unettomuus
- ☐ Sairaus
- ☐ Väsymys
- ☐ Hajut / Tuoksut
- ☐ Liike
- ☐ Silmien rasitus
- ☐ _____

Avustustoimenpiteet

Lääkitys	
Vesi	
Nukkua	
Harjoitus	
Muut	
Muut	

Huomautukset:

Migreeni lokikirja

Migreeni lokikirja

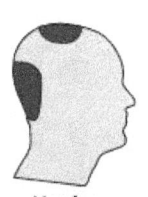 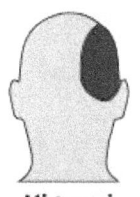 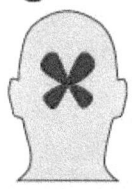 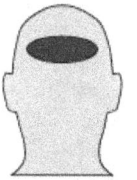 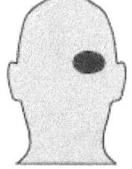 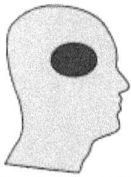

Kaula   Migreeni   Poskiontelo   Jännitys   Klusteri   Leukanivelet

Päivämäärä: _____ Aika [ ]: _____

Kivun vakavuus

1	2	3	4	5	6	7	8	9	10

Liipaisimet

- ☐ Nälkä
- ☐ Kirkkaat valot
- ☐ Kahvi
- ☐ Stressi työssä
- ☐ Stressi kotona
- ☐ Väliin jääneet ateriat
- ☐ Ahdistus

- ☐ Unettomuus
- ☐ Sairaus
- ☐ Väsymys
- ☐ Hajut / Tuoksut
- ☐ Liike
- ☐ Silmien rasitus
- ☐ _____

Avustustoimenpiteet

Lääkitys	
Vesi	
Nukkua	
Harjoitus	
Muut	
Muut	

Huomautukset:

Migreeni lokikirja

Migreeni lokikirja

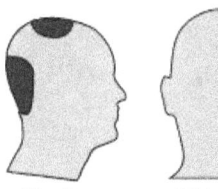 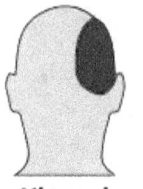 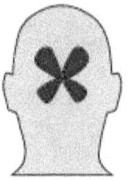 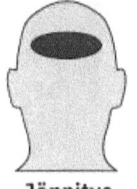 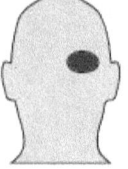 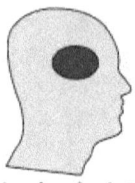

| Kaula | Migreeni | Poskiontelo | Jännitys | Klusteri | Leukanivelet |

Päivämäärä: _____   **Aika [ ]:** _____ _____

Kivun vakavuus

1	2	3	4	5	6	7	8	9	10

Liipaisimet

- ☐ Nälkä
- ☐ Kirkkaat valot
- ☐ Kahvi
- ☐ Stressi työssä
- ☐ Stressi kotona
- ☐ Väliin jääneet ateriat
- ☐ Ahdistus

- ☐ Unettomuus
- ☐ Sairaus
- ☐ Väsymys
- ☐ Hajut / Tuoksut
- ☐ Liike
- ☐ Silmien rasitus
- ☐ _____

Avustustoimenpiteet

Lääkitys	
Vesi	
Nukkua	
Harjoitus	
Muut	
Muut	

Huomautukset: _____

Migreeni lokikirja

Migreeni lokikirja

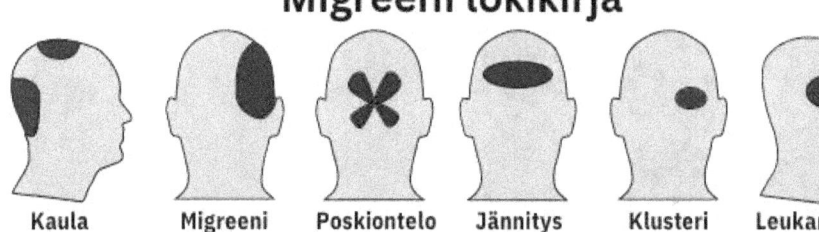

| Kaula | Migreeni | Poskiontelo | Jännitys | Klusteri | Leukanivelet |

Päivämäärä: _____   **Aika [ ]:** _____ _____

☀ ☐   ⛅ ☐   🌥 ☐   🌦 ☐   🌧 ☐   🌨 ☐   🌡 _____

Kivun vakavuus

| 1 | 2 | 3 | 4 | 5 | 6 | 7 | 8 | 9 | 10 |

Liipaisimet

- ☐ Nälkä
- ☐ Kirkkaat valot
- ☐ Kahvi
- ☐ Stressi työssä
- ☐ Stressi kotona
- ☐ Väliin jääneet ateriat
- ☐ Ahdistus

- ☐ Unettomuus
- ☐ Sairaus
- ☐ Väsymys
- ☐ Hajut / Tuoksut
- ☐ Liike
- ☐ Silmien rasitus
- ☐ _____

Avustustoimenpiteet

Lääkitys	
Vesi	
Nukkua	
Harjoitus	
Muut	
Muut	

Huomautukset: _____

Migreeni lokikirja

Migreeni lokikirja

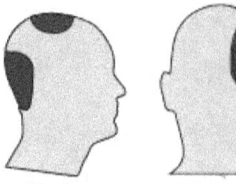 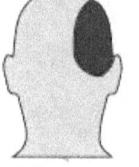 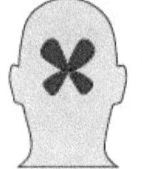 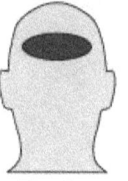 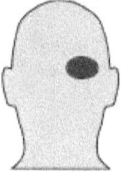 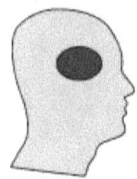

Kaula   Migreeni   Poskiontelo   Jännitys   Klusteri   Leukanivelet

Päivämäärä: _____   **Aika [ ]:** _____

Kivun vakavuus

1	2	3	4	5	6	7	8	9	10

Liipaisimet

- ☐ Nälkä
- ☐ Kirkkaat valot
- ☐ Kahvi
- ☐ Stressi työssä
- ☐ Stressi kotona
- ☐ Väliin jääneet ateriat
- ☐ Ahdistus

- ☐ Unettomuus
- ☐ Sairaus
- ☐ Väsymys
- ☐ Hajut / Tuoksut
- ☐ Liike
- ☐ Silmien rasitus
- ☐ _____

Avustustoimenpiteet

Lääkitys	
Vesi	
Nukkua	
Harjoitus	
Muut	
Muut	

Huomautukset:

Migreeni lokikirja

Migreeni lokikirja

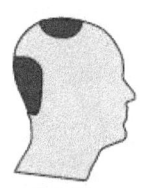 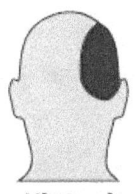 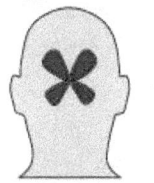 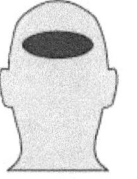 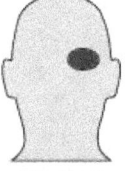 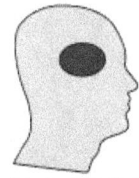

Kaula | Migreeni | Poskiontelo | Jännitys | Klusteri | Leukanivelet

Päivämäärä: _____   **Aika [ ]:** _____

☀ ☁ ⛅ 🌧 🌧 🌨 🌡 _____
☐   ☐   ☐   ☐   ☐   ☐

Kivun vakavuus

1	2	3	4	5	6	7	8	9	10

Liipaisimet

- ☐ Nälkä
- ☐ Kirkkaat valot
- ☐ Kahvi
- ☐ Stressi työssä
- ☐ Stressi kotona
- ☐ Väliin jääneet ateriat
- ☐ Ahdistus

- ☐ Unettomuus
- ☐ Sairaus
- ☐ Väsymys
- ☐ Hajut / Tuoksut
- ☐ Liike
- ☐ Silmien rasitus
- ☐ _____

Avustustoimenpiteet

Lääkitys	
Vesi	
Nukkua	
Harjoitus	
Muut	
Muut	

Huomautukset: _____

Migreeni lokikirja

Migreeni lokikirja

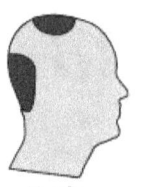 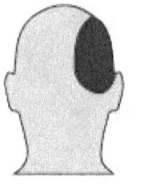 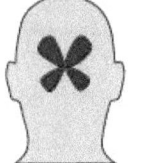 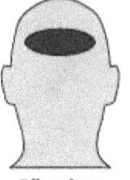 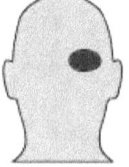 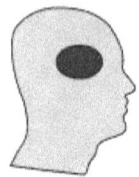

Kaula Migreeni Poskiontelo Jännitys Klusteri Leukanivelet

Päivämäärä: _____   Aika [ ]: _____ _____

☀ ☁ ⛅ 🌦 🌧 🌨 🌡 _____

Kivun vakavuus

1	2	3	4	5	6	7	8	9	10

Liipaisimet

- ☐ Nälkä
- ☐ Kirkkaat valot
- ☐ Kahvi
- ☐ Stressi työssä
- ☐ Stressi kotona
- ☐ Väliin jääneet ateriat
- ☐ Ahdistus

- ☐ Unettomuus
- ☐ Sairaus
- ☐ Väsymys
- ☐ Hajut / Tuoksut
- ☐ Liike
- ☐ Silmien rasitus
- ☐ _____

Avustustoimenpiteet

Lääkitys	
Vesi	
Nukkua	
Harjoitus	
Muut	
Muut	

Huomautukset: _____

Migreeni lokikirja

Migreeni lokikirja

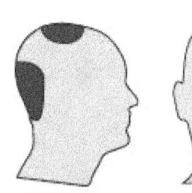 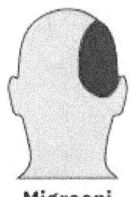 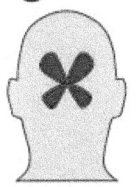 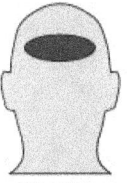 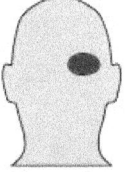 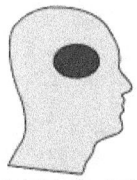

| Kaula | Migreeni | Poskiontelo | Jännitys | Klusteri | Leukanivelet |

Päivämäärä: _____ **Aika [ ]:** _____

Kivun vakavuus

1	2	3	4	5	6	7	8	9	10

Liipaisimet

- ☐ Nälkä
- ☐ Kirkkaat valot
- ☐ Kahvi
- ☐ Stressi työssä
- ☐ Stressi kotona
- ☐ Väliin jääneet ateriat
- ☐ Ahdistus

- ☐ Unettomuus
- ☐ Sairaus
- ☐ Väsymys
- ☐ Hajut / Tuoksut
- ☐ Liike
- ☐ Silmien rasitus
- ☐ _____

Avustustoimenpiteet

Lääkitys	
Vesi	
Nukkua	
Harjoitus	
Muut	
Muut	

Huomautukset: _____

Migreeni lokikirja

Migreeni lokikirja

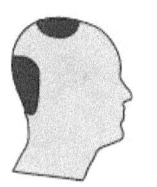 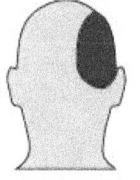 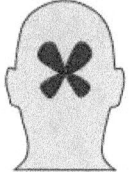 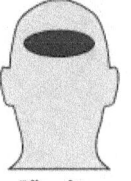 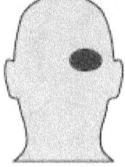 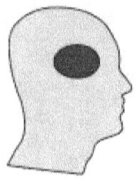

Kaula   Migreeni   Poskiontelo   Jännitys   Klusteri   Leukanivelet

Päivämäärä: _____   Aika [ ]: _____

☀ ☁ ⛅ 🌦 🌧 🌨 🌡_____

Kivun vakavuus

1	2	3	4	5	6	7	8	9	10

Liipaisimet

- ☐ Nälkä
- ☐ Kirkkaat valot
- ☐ Kahvi
- ☐ Stressi työssä
- ☐ Stressi kotona
- ☐ Väliin jääneet ateriat
- ☐ Ahdistus
- ☐ Unettomuus
- ☐ Sairaus
- ☐ Väsymys
- ☐ Hajut / Tuoksut
- ☐ Liike
- ☐ Silmien rasitus
- ☐ _____

Avustustoimenpiteet

Lääkitys	
Vesi	
Nukkua	
Harjoitus	
Muut	
Muut	

Huomautukset: _____

Migreeni lokikirja

Migreeni lokikirja

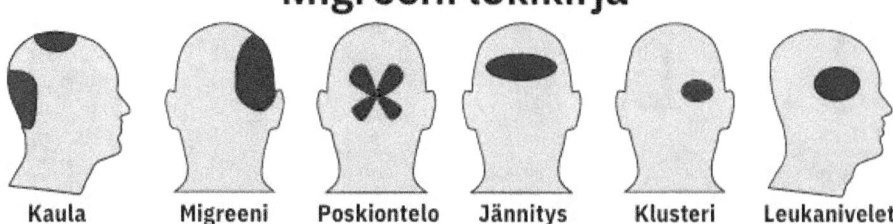

| Kaula | Migreeni | Poskiontelo | Jännitys | Klusteri | Leukanivelet |

Päivämäärä: _____   **Aika [ ]:** _____

Kivun vakavuus

| 1 | 2 | 3 | 4 | 5 | 6 | 7 | 8 | 9 | 10 |

Liipaisimet

- ☐ Nälkä
- ☐ Kirkkaat valot
- ☐ Kahvi
- ☐ Stressi työssä
- ☐ Stressi kotona
- ☐ Väliin jääneet ateriat
- ☐ Ahdistus
- ☐ Unettomuus
- ☐ Sairaus
- ☐ Väsymys
- ☐ Hajut / Tuoksut
- ☐ Liike
- ☐ Silmien rasitus
- ☐ _____

Avustustoimenpiteet

Lääkitys	
Vesi	
Nukkua	
Harjoitus	
Muut	
Muut	

Huomautukset:

Migreeni lokikirja

Migreeni lokikirja

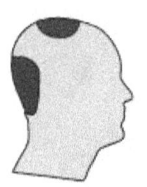 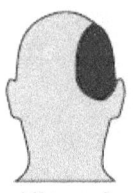 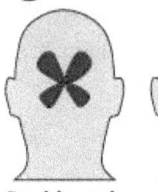 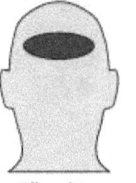 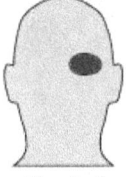 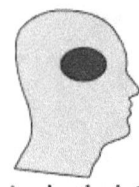

Kaula Migreeni Poskiontelo Jännitys Klusteri Leukanivelet

Päivämäärä: _____ Aika [ ]: _____

☀ ☐ ⛅ ☐ 🌥 ☐ 🌦 ☐ 🌧 ☐ 🌨 ☐ 🌡 _____

Kivun vakavuus

1	2	3	4	5	6	7	8	9	10

Liipaisimet

- ☐ Nälkä
- ☐ Kirkkaat valot
- ☐ Kahvi
- ☐ Stressi työssä
- ☐ Stressi kotona
- ☐ Väliin jääneet ateriat
- ☐ Ahdistus

- ☐ Unettomuus
- ☐ Sairaus
- ☐ Väsymys
- ☐ Hajut / Tuoksut
- ☐ Liike
- ☐ Silmien rasitus
- ☐ _____

Avustustoimenpiteet

Lääkitys	
Vesi	
Nukkua	
Harjoitus	
Muut	
Muut	

Huomautukset:

Migreeni lokikirja

Migreeni lokikirja

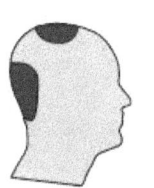 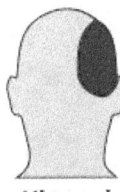 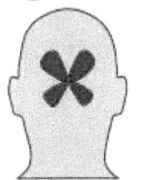 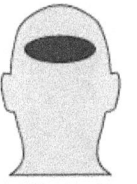 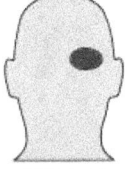 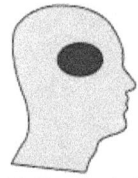

Kaula   Migreeni   Poskiontelo   Jännitys   Klusteri   Leukanivelet

Päivämäärä: _____   **Aika [ ]:** _____

Kivun vakavuus

1	2	3	4	5	6	7	8	9	10

Liipaisimet

- ☐ Nälkä
- ☐ Kirkkaat valot
- ☐ Kahvi
- ☐ Stressi työssä
- ☐ Stressi kotona
- ☐ Väliin jääneet ateriat
- ☐ Ahdistus
- ☐ Unettomuus
- ☐ Sairaus
- ☐ Väsymys
- ☐ Hajut / Tuoksut
- ☐ Liike
- ☐ Silmien rasitus
- ☐ _____

Avustustoimenpiteet

Lääkitys	
Vesi	
Nukkua	
Harjoitus	
Muut	
Muut	

Huomautukset:

Migreeni lokikirja

Migreeni lokikirja

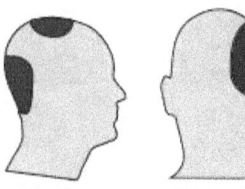 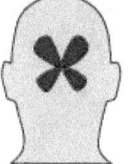 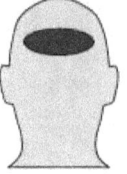 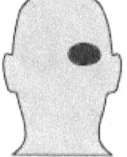 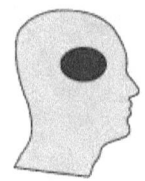

| Kaula | Migreeni | Poskiontelo | Jännitys | Klusteri | Leukanivelet |

Päivämäärä: _____ **Aika [ ]:** _____

☀ ☐   ⛅ ☐   🌥 ☐   🌦 ☐   🌧 ☐   🌨 ☐   🌡 _____

Kivun vakavuus

1	2	3	4	5	6	7	8	9	10

Liipaisimet

- ☐ Nälkä
- ☐ Kirkkaat valot
- ☐ Kahvi
- ☐ Stressi työssä
- ☐ Stressi kotona
- ☐ Väliin jääneet ateriat
- ☐ Ahdistus
- ☐ Unettomuus
- ☐ Sairaus
- ☐ Väsymys
- ☐ Hajut / Tuoksut
- ☐ Liike
- ☐ Silmien rasitus
- ☐ _____

Avustustoimenpiteet

Lääkitys	
Vesi	
Nukkua	
Harjoitus	
Muut	
Muut	

Huomautukset: _____

Migreeni lokikirja

Migreeni lokikirja

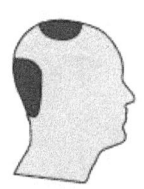 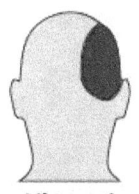 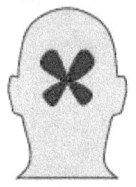 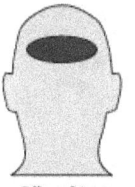 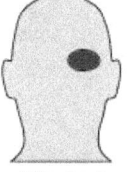 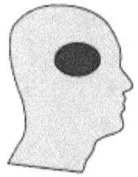

Kaula — Migreeni — Poskiontelo — Jännitys — Klusteri — Leukanivelet

Päivämäärä: _____ **Aika [ ]:** _____

Kivun vakavuus

1	2	3	4	5	6	7	8	9	10

Liipaisimet

- ☐ Nälkä
- ☐ Kirkkaat valot
- ☐ Kahvi
- ☐ Stressi työssä
- ☐ Stressi kotona
- ☐ Väliin jääneet ateriat
- ☐ Ahdistus
- ☐ Unettomuus
- ☐ Sairaus
- ☐ Väsymys
- ☐ Hajut / Tuoksut
- ☐ Liike
- ☐ Silmien rasitus
- ☐ _____

Avustustoimenpiteet

Lääkitys	
Vesi	
Nukkua	
Harjoitus	
Muut	
Muut	

Huomautukset:

Migreeni lokikirja

Migreeni lokikirja

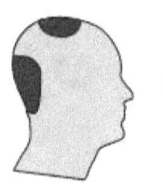 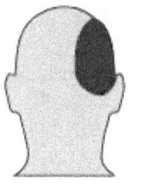 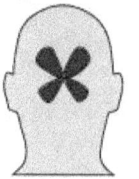 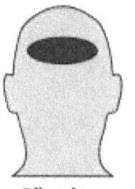 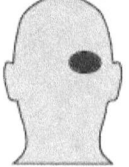 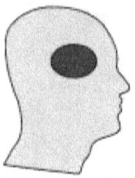

Kaula Migreeni Poskiontelo Jännitys Klusteri Leukanivelet

Päivämäärä: _____ Aika [ ]: _____

Kivun vakavuus

1	2	3	4	5	6	7	8	9	10

Liipaisimet

- ☐ Nälkä
- ☐ Kirkkaat valot
- ☐ Kahvi
- ☐ Stressi työssä
- ☐ Stressi kotona
- ☐ Väliin jääneet ateriat
- ☐ Ahdistus
- ☐ Unettomuus
- ☐ Sairaus
- ☐ Väsymys
- ☐ Hajut / Tuoksut
- ☐ Liike
- ☐ Silmien rasitus
- ☐ _____

Avustustoimenpiteet

Lääkitys	
Vesi	
Nukkua	
Harjoitus	
Muut	
Muut	

Huomautukset: _____

Migreeni lokikirja

Migreeni lokikirja

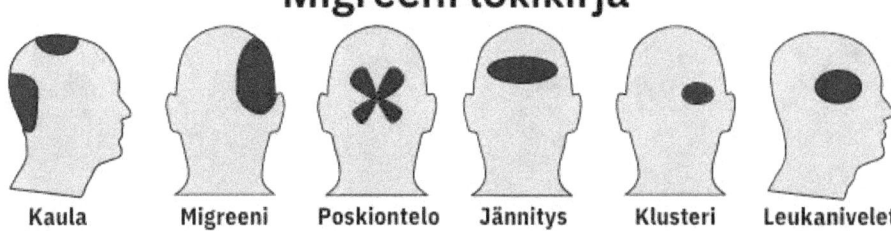

| Kaula | Migreeni | Poskiontelo | Jännitys | Klusteri | Leukanivelet |

Päivämäärä: _____ **Aika [ ]:** _____ _____

☀ ☁ 🌥 🌦 🌧 🌨 🌡 _____
☐ ☐ ☐ ☐ ☐ ☐

Kivun vakavuus

1	2	3	4	5	6	7	8	9	10

Liipaisimet

- ☐ Nälkä
- ☐ Kirkkaat valot
- ☐ Kahvi
- ☐ Stressi työssä
- ☐ Stressi kotona
- ☐ Väliin jääneet ateriat
- ☐ Ahdistus

- ☐ Unettomuus
- ☐ Sairaus
- ☐ Väsymys
- ☐ Hajut / Tuoksut
- ☐ Liike
- ☐ Silmien rasitus
- ☐ _____

Avustustoimenpiteet

Lääkitys	
Vesi	
Nukkua	
Harjoitus	
Muut	
Muut	

Huomautukset: _____

Migreeni lokikirja

Migreeni lokikirja

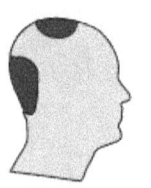 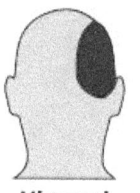 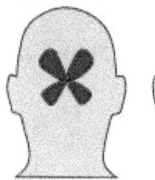 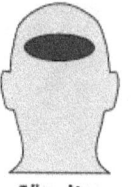 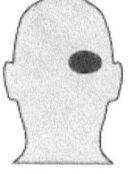 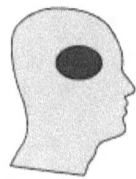

| Kaula | Migreeni | Poskiontelo | Jännitys | Klusteri | Leukanivelet |

Päivämäärä: _____ **Aika [ ]:** _____

Kivun vakavuus

1	2	3	4	5	6	7	8	9	10

Liipaisimet

- ☐ Nälkä
- ☐ Kirkkaat valot
- ☐ Kahvi
- ☐ Stressi työssä
- ☐ Stressi kotona
- ☐ Väliin jääneet ateriat
- ☐ Ahdistus

- ☐ Unettomuus
- ☐ Sairaus
- ☐ Väsymys
- ☐ Hajut / Tuoksut
- ☐ Liike
- ☐ Silmien rasitus
- ☐ _____

Avustustoimenpiteet

Lääkitys	
Vesi	
Nukkua	
Harjoitus	
Muut	
Muut	

Huomautukset:

Migreeni lokikirja

Migreeni lokikirja

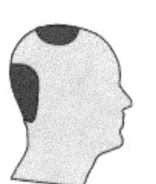 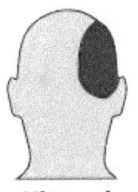 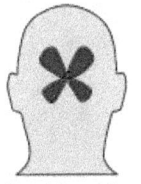 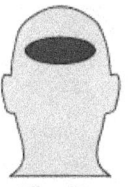 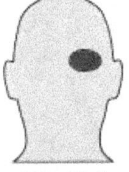 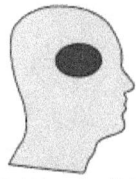

Kaula Migreeni Poskiontelo Jännitys Klusteri Leukanivelet

Päivämäärä: _____   **Aika [ ]:** _____   _____

☀ ☁ 🌤 🌧 🌧 🌨 🌡 _____
☐ ☐ ☐ ☐ ☐ ☐

Kivun vakavuus

1	2	3	4	5	6	7	8	9	10

Liipaisimet

- ☐ Nälkä
- ☐ Kirkkaat valot
- ☐ Kahvi
- ☐ Stressi työssä
- ☐ Stressi kotona
- ☐ Väliin jääneet ateriat
- ☐ Ahdistus

- ☐ Unettomuus
- ☐ Sairaus
- ☐ Väsymys
- ☐ Hajut / Tuoksut
- ☐ Liike
- ☐ Silmien rasitus
- ☐ _____

Avustustoimenpiteet

Lääkitys	
Vesi	
Nukkua	
Harjoitus	
Muut	
Muut	

Huomautukset: _____

Migreeni lokikirja

Migreeni lokikirja

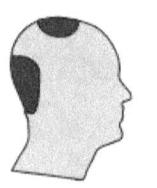 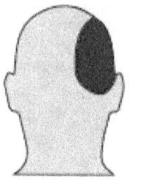 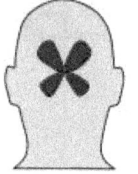 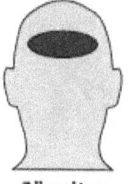 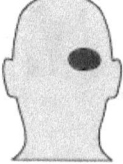 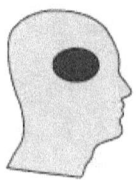

Kaula　Migreeni　Poskiontelo　Jännitys　Klusteri　Leukanivelet

Päivämäärä: _____　**Aika [ ]:** _____

☀ ☁ 🌤 ☁ 🌧 🌨 🌨 🌡 _____
☐　☐　☐　☐　☐　☐

Kivun vakavuus

1	2	3	4	5	6	7	8	9	10

Liipaisimet

- ☐ Nälkä
- ☐ Kirkkaat valot
- ☐ Kahvi
- ☐ Stressi työssä
- ☐ Stressi kotona
- ☐ Väliin jääneet ateriat
- ☐ Ahdistus
- ☐ Unettomuus
- ☐ Sairaus
- ☐ Väsymys
- ☐ Hajut / Tuoksut
- ☐ Liike
- ☐ Silmien rasitus
- ☐ _____

Avustustoimenpiteet

Lääkitys	
Vesi	
Nukkua	
Harjoitus	
Muut	
Muut	

Huomautukset:

Migreeni lokikirja

Migreeni lokikirja

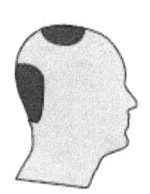 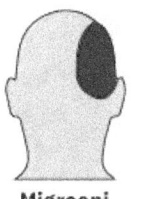 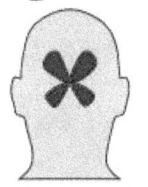 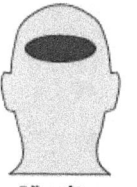 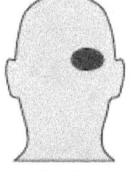 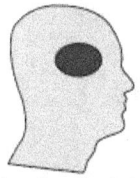

| Kaula | Migreeni | Poskiontelo | Jännitys | Klusteri | Leukanivelet |

Päivämäärä: _____   **Aika [ ]:** _____

☀ ☁ 🌤 🌦 🌧 🌨   🌡 _____
☐ ☐ ☐ ☐ ☐ ☐

Kivun vakavuus

1	2	3	4	5	6	7	8	9	10

Liipaisimet

- ☐ Nälkä
- ☐ Kirkkaat valot
- ☐ Kahvi
- ☐ Stressi työssä
- ☐ Stressi kotona
- ☐ Väliin jääneet ateriat
- ☐ Ahdistus
- ☐ Unettomuus
- ☐ Sairaus
- ☐ Väsymys
- ☐ Hajut / Tuoksut
- ☐ Liike
- ☐ Silmien rasitus
- ☐ _____

Avustustoimenpiteet

Lääkitys	
Vesi	
Nukkua	
Harjoitus	
Muut	
Muut	

Huomautukset: _____

Migreeni lokikirja

Migreeni lokikirja

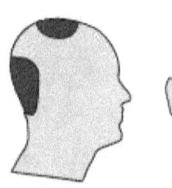 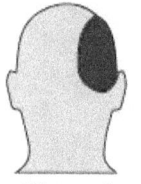 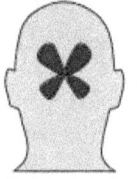 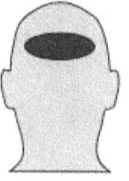 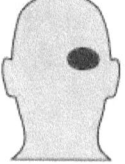 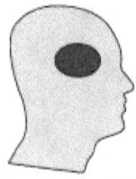

Kaula　Migreeni　Poskiontelo　Jännitys　Klusteri　Leukanivelet

Päivämäärä: _____　　**Aika [ ]:** _____

☀ ☁ ⛅ 🌦 🌧 🌨　🌡
☐　☐　☐　☐　☐　☐　_____

Kivun vakavuus

1	2	3	4	5	6	7	8	9	10

Liipaisimet

- ☐ Nälkä
- ☐ Kirkkaat valot
- ☐ Kahvi
- ☐ Stressi työssä
- ☐ Stressi kotona
- ☐ Väliin jääneet ateriat
- ☐ Ahdistus
- ☐ Unettomuus
- ☐ Sairaus
- ☐ Väsymys
- ☐ Hajut / Tuoksut
- ☐ Liike
- ☐ Silmien rasitus
- ☐ _____

Avustustoimenpiteet

Lääkitys	
Vesi	
Nukkua	
Harjoitus	
Muut	
Muut	

Huomautukset:

Migreeni lokikirja

Migreeni lokikirja

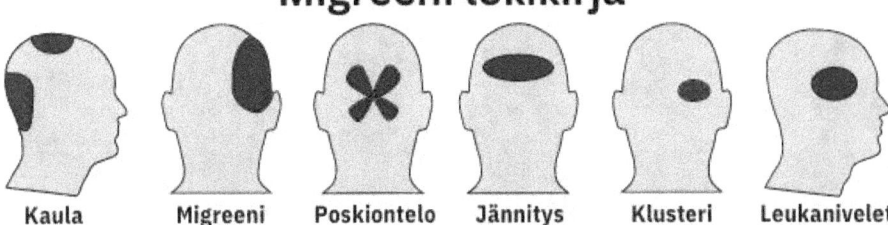

| Kaula | Migreeni | Poskiontelo | Jännitys | Klusteri | Leukanivelet |

Päivämäärä: _____   **Aika [ ]:** _____

☀ ☐ ⛅ ☐ ☁ ☐ 🌦 ☐ 🌧 ☐ 🌨 ☐ 🌡

Kivun vakavuus

1	2	3	4	5	6	7	8	9	10

Liipaisimet

- ☐ Nälkä
- ☐ Kirkkaat valot
- ☐ Kahvi
- ☐ Stressi työssä
- ☐ Stressi kotona
- ☐ Väliin jääneet ateriat
- ☐ Ahdistus

- ☐ Unettomuus
- ☐ Sairaus
- ☐ Väsymys
- ☐ Hajut / Tuoksut
- ☐ Liike
- ☐ Silmien rasitus
- ☐ _____

Avustustoimenpiteet

Lääkitys	
Vesi	
Nukkua	
Harjoitus	
Muut	
Muut	

Huomautukset:

Migreeni lokikirja

Migreeni lokikirja

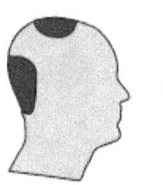 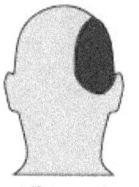 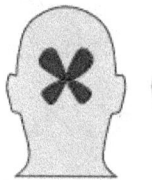 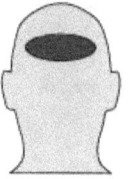 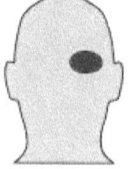 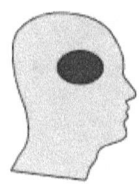

Kaula　Migreeni　Poskiontelo　Jännitys　Klusteri　Leukanivelet

Päivämäärä: _____　　Aika [ ]: _____ _____

☼ ☁ ☁ 🌦 🌧 🌨 🌡 _____
☐ ☐ ☐ ☐ ☐ ☐

Kivun vakavuus

1	2	3	4	5	6	7	8	9	10

Liipaisimet

- ☐ Nälkä
- ☐ Kirkkaat valot
- ☐ Kahvi
- ☐ Stressi työssä
- ☐ Stressi kotona
- ☐ Väliin jääneet ateriat
- ☐ Ahdistus

- ☐ Unettomuus
- ☐ Sairaus
- ☐ Väsymys
- ☐ Hajut / Tuoksut
- ☐ Liike
- ☐ Silmien rasitus
- ☐ _____

Avustustoimenpiteet

Lääkitys	
Vesi	
Nukkua	
Harjoitus	
Muut	
Muut	

Huomautukset:

Migreeni lokikirja

Migreeni lokikirja

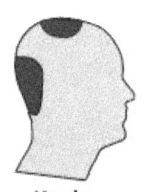 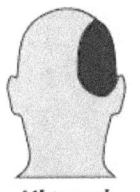 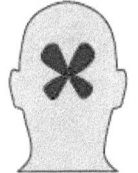 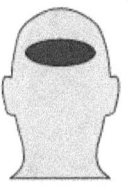 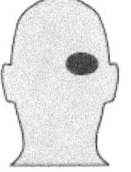 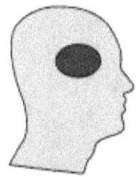

Kaula   Migreeni   Poskiontelo   Jännitys   Klusteri   Leukanivelet

Päivämäärä: _____   Aika [ ]: _____

☀ ☁ ⛅ 🌧 🌧 🌨 🌡_____

Kivun vakavuus

1	2	3	4	5	6	7	8	9	10

Liipaisimet

- ☐ Nälkä
- ☐ Kirkkaat valot
- ☐ Kahvi
- ☐ Stressi työssä
- ☐ Stressi kotona
- ☐ Väliin jääneet ateriat
- ☐ Ahdistus

- ☐ Unettomuus
- ☐ Sairaus
- ☐ Väsymys
- ☐ Hajut / Tuoksut
- ☐ Liike
- ☐ Silmien rasitus
- ☐ _____

Avustustoimenpiteet

Lääkitys	
Vesi	
Nukkua	
Harjoitus	
Muut	
Muut	

Huomautukset:

Migreeni lokikirja

Migreeni lokikirja

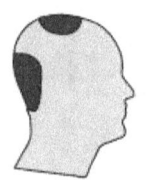 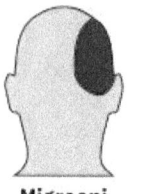 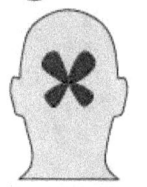 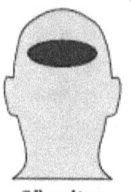 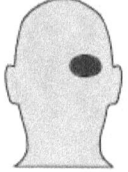 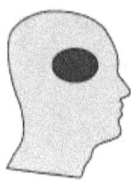

Kaula Migreeni Poskiontelo Jännitys Klusteri Leukanivelet

Päivämäärä: _____   **Aika [ ]:** _____

☀️ ⛅ 🌥️ 🌧️ 🌦️ 🌨️   🌡️ _____
☐   ☐   ☐   ☐   ☐   ☐

Kivun vakavuus

1	2	3	4	5	6	7	8	9	10

Liipaisimet

- ☐ Nälkä
- ☐ Kirkkaat valot
- ☐ Kahvi
- ☐ Stressi työssä
- ☐ Stressi kotona
- ☐ Väliin jääneet ateriat
- ☐ Ahdistus
- ☐ Unettomuus
- ☐ Sairaus
- ☐ Väsymys
- ☐ Hajut / Tuoksut
- ☐ Liike
- ☐ Silmien rasitus
- ☐ _____

Avustustoimenpiteet

Lääkitys	
Vesi	
Nukkua	
Harjoitus	
Muut	
Muut	

Huomautukset:

Migreeni lokikirja

Migreeni lokikirja

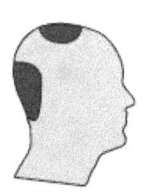 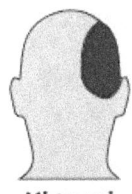 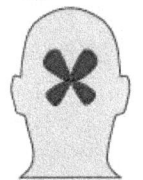 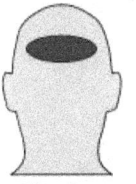 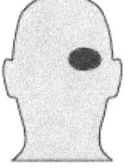 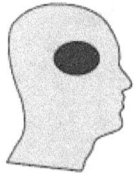

Kaula — Migreeni — Poskiontelo — Jännitys — Klusteri — Leukanivelet

Päivämäärä: _____   **Aika [ ]:** _____   _____

Kivun vakavuus

1	2	3	4	5	6	7	8	9	10

Liipaisimet

- ☐ Nälkä
- ☐ Kirkkaat valot
- ☐ Kahvi
- ☐ Stressi työssä
- ☐ Stressi kotona
- ☐ Väliin jääneet ateriat
- ☐ Ahdistus
- ☐ Unettomuus
- ☐ Sairaus
- ☐ Väsymys
- ☐ Hajut / Tuoksut
- ☐ Liike
- ☐ Silmien rasitus
- ☐ _____

Avustustoimenpiteet

Lääkitys	
Vesi	
Nukkua	
Harjoitus	
Muut	
Muut	

Huomautukset: _____

Migreeni lokikirja

Migreeni lokikirja

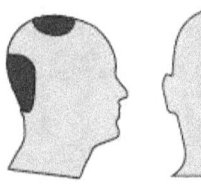 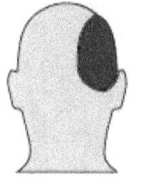 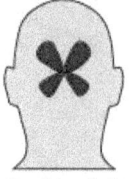 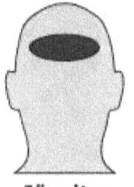 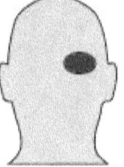 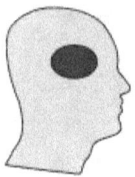

Kaula Migreeni Poskiontelo Jännitys Klusteri Leukanivelet

Päivämäärä: _____ Aika [ ]: _____ _____

☀ ☁ 🌤 🌧 🌧 🌨 🌡 _____
☐ ☐ ☐ ☐ ☐ ☐

Kivun vakavuus

1	2	3	4	5	6	7	8	9	10

Liipaisimet

- ☐ Nälkä
- ☐ Kirkkaat valot
- ☐ Kahvi
- ☐ Stressi työssä
- ☐ Stressi kotona
- ☐ Väliin jääneet ateriat
- ☐ Ahdistus
- ☐ Unettomuus
- ☐ Sairaus
- ☐ Väsymys
- ☐ Hajut / Tuoksut
- ☐ Liike
- ☐ Silmien rasitus
- ☐ _____

Avustustoimenpiteet

Lääkitys	
Vesi	
Nukkua	
Harjoitus	
Muut	
Muut	

Huomautukset: _____

Migreeni lokikirja

Migreeni lokikirja

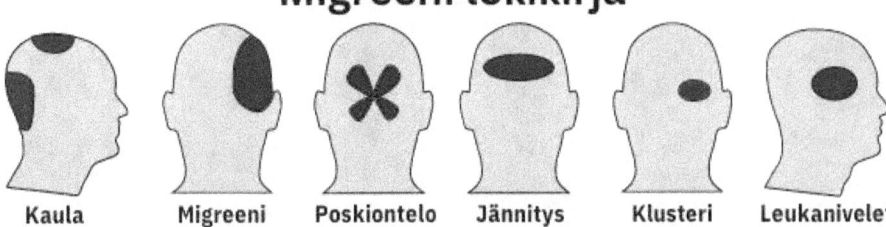

| Kaula | Migreeni | Poskiontelo | Jännitys | Klusteri | Leukanivelet |

Päivämäärä: _____ **Aika [ ]:** _____

Kivun vakavuus

1	2	3	4	5	6	7	8	9	10

Liipaisimet

- ☐ Nälkä
- ☐ Kirkkaat valot
- ☐ Kahvi
- ☐ Stressi työssä
- ☐ Stressi kotona
- ☐ Väliin jääneet ateriat
- ☐ Ahdistus
- ☐ Unettomuus
- ☐ Sairaus
- ☐ Väsymys
- ☐ Hajut / Tuoksut
- ☐ Liike
- ☐ Silmien rasitus
- ☐ _____

Avustustoimenpiteet

Lääkitys	
Vesi	
Nukkua	
Harjoitus	
Muut	
Muut	

Huomautukset:

Migreeni lokikirja

Migreeni lokikirja

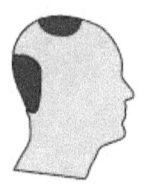 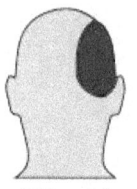 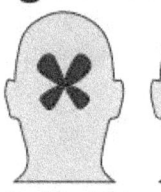 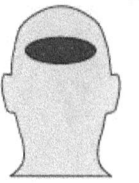 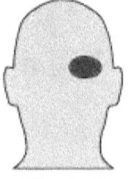 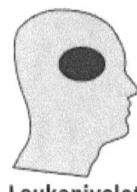

Kaula Migreeni Poskiontelo Jännitys Klusteri Leukanivelet

Päivämäärä: _____   Aika [ ]: _____

Kivun vakavuus

1	2	3	4	5	6	7	8	9	10

Liipaisimet

- ☐ Nälkä
- ☐ Kirkkaat valot
- ☐ Kahvi
- ☐ Stressi työssä
- ☐ Stressi kotona
- ☐ Väliin jääneet ateriat
- ☐ Ahdistus
- ☐ Unettomuus
- ☐ Sairaus
- ☐ Väsymys
- ☐ Hajut / Tuoksut
- ☐ Liike
- ☐ Silmien rasitus
- ☐ _____

Avustustoimenpiteet

Lääkitys	
Vesi	
Nukkua	
Harjoitus	
Muut	
Muut	

Huomautukset:

Migreeni lokikirja

Migreeni lokikirja

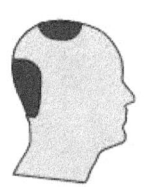 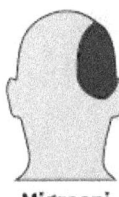 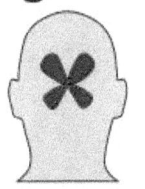 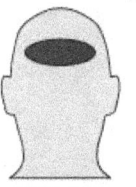 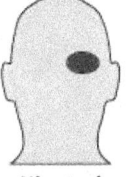 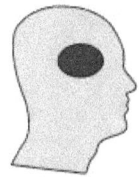

Kaula · Migreeni · Poskiontelo · Jännitys · Klusteri · Leukanivelet

Päivämäärä: _____ **Aika [ ]:** _____ _____

☀ ☁ ⛅ 🌦 🌧 🌨 🌡 _____
☐ ☐ ☐ ☐ ☐ ☐

Kivun vakavuus

1	2	3	4	5	6	7	8	9	10

Liipaisimet

- ☐ Nälkä
- ☐ Kirkkaat valot
- ☐ Kahvi
- ☐ Stressi työssä
- ☐ Stressi kotona
- ☐ Väliin jääneet ateriat
- ☐ Ahdistus

- ☐ Unettomuus
- ☐ Sairaus
- ☐ Väsymys
- ☐ Hajut / Tuoksut
- ☐ Liike
- ☐ Silmien rasitus
- ☐ _____

Avustustoimenpiteet

Lääkitys	
Vesi	
Nukkua	
Harjoitus	
Muut	
Muut	

Huomautukset:

Migreeni lokikirja

Migreeni lokikirja

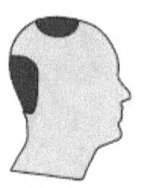 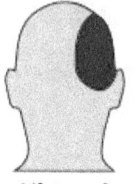 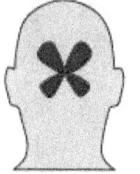 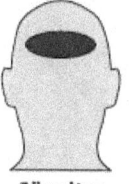 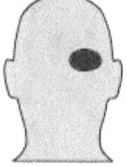 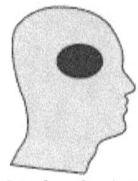

Kaula Migreeni Poskiontelo Jännitys Klusteri Leukanivelet

Päivämäärä: _____ Aika [ ]: _____

Kivun vakavuus

1	2	3	4	5	6	7	8	9	10

Liipaisimet

- ☐ Nälkä
- ☐ Kirkkaat valot
- ☐ Kahvi
- ☐ Stressi työssä
- ☐ Stressi kotona
- ☐ Väliin jääneet ateriat
- ☐ Ahdistus

- ☐ Unettomuus
- ☐ Sairaus
- ☐ Väsymys
- ☐ Hajut / Tuoksut
- ☐ Liike
- ☐ Silmien rasitus
- ☐ _____

Avustustoimenpiteet

Lääkitys	
Vesi	
Nukkua	
Harjoitus	
Muut	
Muut	

Huomautukset: _____

Migreeni lokikirja

Migreeni lokikirja

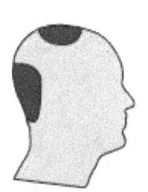 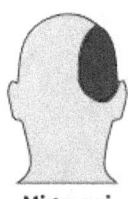 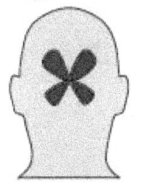 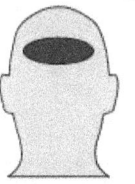 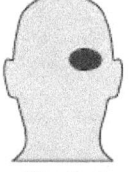 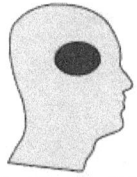

| Kaula | Migreeni | Poskiontelo | Jännitys | Klusteri | Leukanivelet |

Päivämäärä: _____   **Aika [ ]:** _____   _____

☀ ☁ 🌥 🌦 🌧 🌨   🌡 _____
☐ ☐ ☐ ☐ ☐ ☐

Kivun vakavuus

1	2	3	4	5	6	7	8	9	10

Liipaisimet

- ☐ Nälkä
- ☐ Kirkkaat valot
- ☐ Kahvi
- ☐ Stressi työssä
- ☐ Stressi kotona
- ☐ Väliin jääneet ateriat
- ☐ Ahdistus

- ☐ Unettomuus
- ☐ Sairaus
- ☐ Väsymys
- ☐ Hajut / Tuoksut
- ☐ Liike
- ☐ Silmien rasitus
- ☐ _____

Avustustoimenpiteet

Lääkitys	
Vesi	
Nukkua	
Harjoitus	
Muut	
Muut	

Huomautukset:

Migreeni lokikirja

Migreeni lokikirja

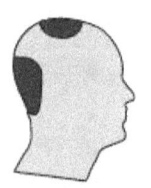 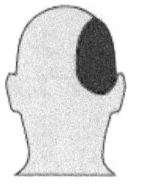 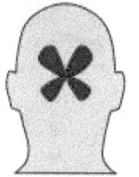 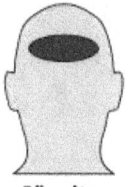 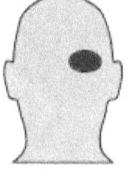 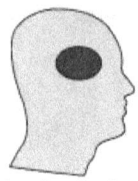

| Kaula | Migreeni | Poskiontelo | Jännitys | Klusteri | Leukanivelet |

Päivämäärä: _____   **Aika [ ]:** _____

☀ ☐   ⛅ ☐   🌤 ☐   🌦 ☐   🌧 ☐   🌨 ☐   🌡 _____

Kivun vakavuus

1	2	3	4	5	6	7	8	9	10

Liipaisimet

- ☐ Nälkä
- ☐ Kirkkaat valot
- ☐ Kahvi
- ☐ Stressi työssä
- ☐ Stressi kotona
- ☐ Väliin jääneet ateriat
- ☐ Ahdistus
- ☐ Unettomuus
- ☐ Sairaus
- ☐ Väsymys
- ☐ Hajut / Tuoksut
- ☐ Liike
- ☐ Silmien rasitus
- ☐ _____

Avustustoimenpiteet

Lääkitys	
Vesi	
Nukkua	
Harjoitus	
Muut	
Muut	

Huomautukset: _____

Migreeni lokikirja

Migreeni lokikirja

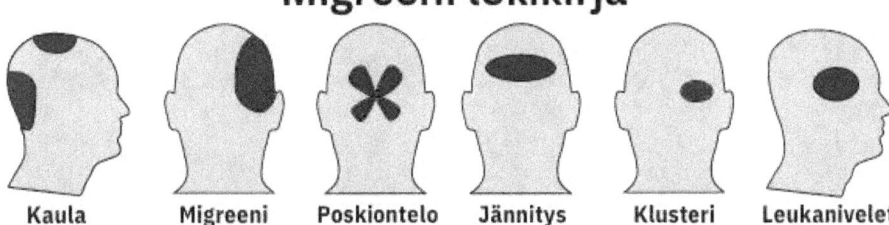

| Kaula | Migreeni | Poskiontelo | Jännitys | Klusteri | Leukanivelet |

Päivämäärä: _____   **Aika [ ]:** _____

Kivun vakavuus

1	2	3	4	5	6	7	8	9	10

Liipaisimet

- ☐ Nälkä
- ☐ Kirkkaat valot
- ☐ Kahvi
- ☐ Stressi työssä
- ☐ Stressi kotona
- ☐ Väliin jääneet ateriat
- ☐ Ahdistus
- ☐ Unettomuus
- ☐ Sairaus
- ☐ Väsymys
- ☐ Hajut / Tuoksut
- ☐ Liike
- ☐ Silmien rasitus
- ☐ _____

Avustustoimenpiteet

Lääkitys	
Vesi	
Nukkua	
Harjoitus	
Muut	
Muut	

Huomautukset:

Migreeni lokikirja

Migreeni lokikirja

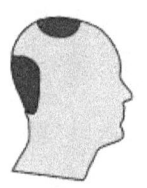 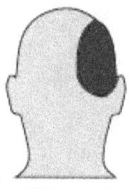 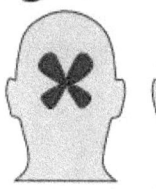 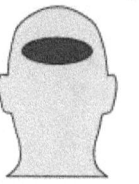 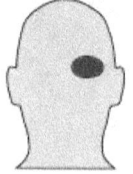 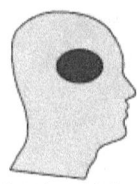

Kaula Migreeni Poskiontelo Jännitys Klusteri Leukanivelet

Päivämäärä: _____ **Aika [ ]:** _____ _____

Kivun vakavuus

1	2	3	4	5	6	7	8	9	10

Liipaisimet

- [ ] Nälkä
- [ ] Kirkkaat valot
- [ ] Kahvi
- [ ] Stressi työssä
- [ ] Stressi kotona
- [ ] Väliin jääneet ateriat
- [ ] Ahdistus
- [ ] Unettomuus
- [ ] Sairaus
- [ ] Väsymys
- [ ] Hajut / Tuoksut
- [ ] Liike
- [ ] Silmien rasitus
- [ ] _____

Avustustoimenpiteet

Lääkitys	
Vesi	
Nukkua	
Harjoitus	
Muut	
Muut	

Huomautukset:

Migreeni lokikirja

Migreeni lokikirja

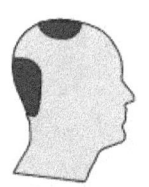 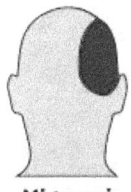 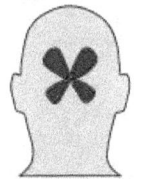 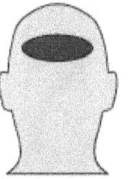 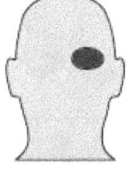 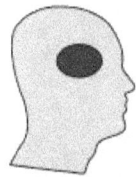

Kaula Migreeni Poskiontelo Jännitys Klusteri Leukanivelet

Päivämäärä: _____ **Aika [ ]:** _____ _____

☐ ☐ ☐ ☐ ☐ ☐   🌡 _____

Kivun vakavuus

1	2	3	4	5	6	7	8	9	10

Liipaisimet

- ☐ Nälkä
- ☐ Kirkkaat valot
- ☐ Kahvi
- ☐ Stressi työssä
- ☐ Stressi kotona
- ☐ Väliin jääneet ateriat
- ☐ Ahdistus

- ☐ Unettomuus
- ☐ Sairaus
- ☐ Väsymys
- ☐ Hajut / Tuoksut
- ☐ Liike
- ☐ Silmien rasitus
- ☐ _____

Avustustoimenpiteet

Lääkitys	
Vesi	
Nukkua	
Harjoitus	
Muut	
Muut	

Huomautukset:

Migreeni lokikirja

Migreeni lokikirja

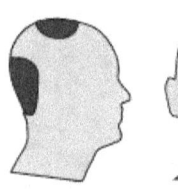 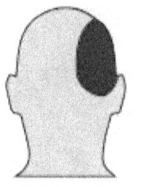 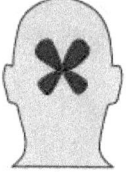 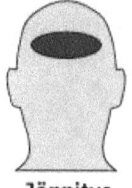 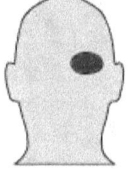 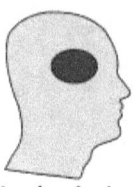

Kaula — Migreeni — Poskiontelo — Jännitys — Klusteri — Leukanivelet

Päivämäärä: _____   Aika [ ]: _____

☀ ☐   ⛅ ☐   🌥 ☐   🌦 ☐   🌧 ☐   🌨 ☐   🌡 _____

Kivun vakavuus

1	2	3	4	5	6	7	8	9	10

Liipaisimet

- ☐ Nälkä
- ☐ Kirkkaat valot
- ☐ Kahvi
- ☐ Stressi työssä
- ☐ Stressi kotona
- ☐ Väliin jääneet ateriat
- ☐ Ahdistus
- ☐ Unettomuus
- ☐ Sairaus
- ☐ Väsymys
- ☐ Hajut / Tuoksut
- ☐ Liike
- ☐ Silmien rasitus
- ☐ _____

Avustustoimenpiteet

Lääkitys	
Vesi	
Nukkua	
Harjoitus	
Muut	
Muut	

Huomautukset: _____

Migreeni lokikirja

Migreeni lokikirja

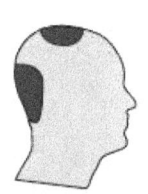 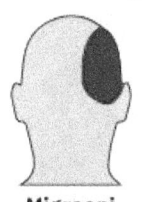 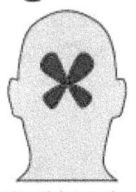 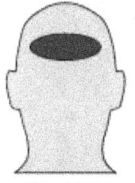 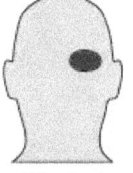 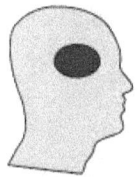

Kaula — Migreeni — Poskiontelo — Jännitys — Klusteri — Leukanivelet

Päivämäärä: _____   **Aika [ ]:** _____ _____

☀ ☁ 🌦 🌧 🌧 🌨 🌡

☐ ☐ ☐ ☐ ☐ ☐

Kivun vakavuus

1	2	3	4	5	6	7	8	9	10

Liipaisimet

- ☐ Nälkä
- ☐ Kirkkaat valot
- ☐ Kahvi
- ☐ Stressi työssä
- ☐ Stressi kotona
- ☐ Väliin jääneet ateriat
- ☐ Ahdistus

- ☐ Unettomuus
- ☐ Sairaus
- ☐ Väsymys
- ☐ Hajut / Tuoksut
- ☐ Liike
- ☐ Silmien rasitus
- ☐ _____

Avustustoimenpiteet

Lääkitys	
Vesi	
Nukkua	
Harjoitus	
Muut	
Muut	

Huomautukset: _____

Migreeni lokikirja

Migreeni lokikirja

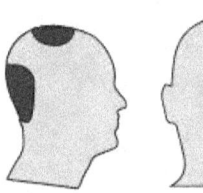 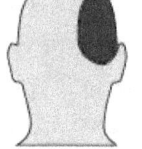 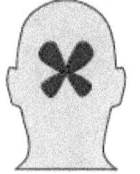 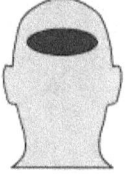 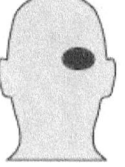 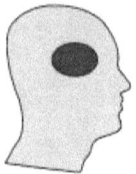

Kaula   Migreeni   Poskiontelo   Jännitys   Klusteri   Leukanivelet

Päivämäärä: _____   Aika [ ]: _____

☀️ ☁️ 🌥️ 🌦️ 🌧️ 🌨️ 🌡️
☐ ☐ ☐ ☐ ☐ ☐ ☐ _____

Kivun vakavuus

1	2	3	4	5	6	7	8	9	10

Liipaisimet

- ☐ Nälkä
- ☐ Kirkkaat valot
- ☐ Kahvi
- ☐ Stressi työssä
- ☐ Stressi kotona
- ☐ Väliin jääneet ateriat
- ☐ Ahdistus
- ☐ Unettomuus
- ☐ Sairaus
- ☐ Väsymys
- ☐ Hajut / Tuoksut
- ☐ Liike
- ☐ Silmien rasitus
- ☐ _____

Avustustoimenpiteet

Lääkitys	
Vesi	
Nukkua	
Harjoitus	
Muut	
Muut	

Huomautukset:

Migreeni lokikirja

Migreeni lokikirja

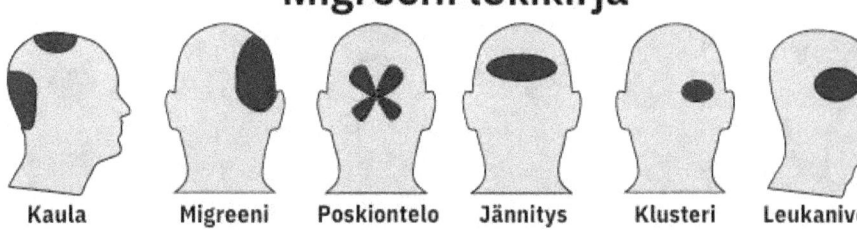

| Kaula | Migreeni | Poskiontelo | Jännitys | Klusteri | Leukanivelet |

Päivämäärä: _____   **Aika [ ]:** _____

☀ ☐   ⛅ ☐   🌥 ☐   🌦 ☐   🌧 ☐   🌨 ☐   🌡 _____

Kivun vakavuus

| 1 | 2 | 3 | 4 | 5 | 6 | 7 | 8 | 9 | 10 |

Liipaisimet

- ☐ Nälkä
- ☐ Kirkkaat valot
- ☐ Kahvi
- ☐ Stressi työssä
- ☐ Stressi kotona
- ☐ Väliin jääneet ateriat
- ☐ Ahdistus

- ☐ Unettomuus
- ☐ Sairaus
- ☐ Väsymys
- ☐ Hajut / Tuoksut
- ☐ Liike
- ☐ Silmien rasitus
- ☐ _____

Avustustoimenpiteet

Lääkitys	
Vesi	
Nukkua	
Harjoitus	
Muut	
Muut	

Huomautukset:

Migreeni lokikirja

Migreeni lokikirja

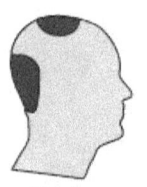 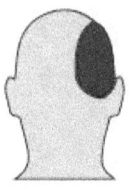 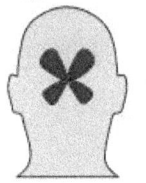 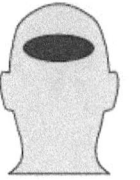 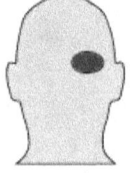 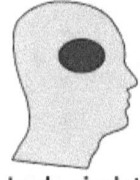

Kaula   Migreeni   Poskiontelo   Jännitys   Klusteri   Leukanivelet

Päivämäärä: _____ **Aika [ ]:** _____

☐ ☐ ☐ ☐ ☐ ☐ ☐   _____

Kivun vakavuus

1	2	3	4	5	6	7	8	9	10

Liipaisimet

- ☐ Nälkä
- ☐ Kirkkaat valot
- ☐ Kahvi
- ☐ Stressi työssä
- ☐ Stressi kotona
- ☐ Väliin jääneet ateriat
- ☐ Ahdistus
- ☐ Unettomuus
- ☐ Sairaus
- ☐ Väsymys
- ☐ Hajut / Tuoksut
- ☐ Liike
- ☐ Silmien rasitus
- ☐ _____

Avustustoimenpiteet

Lääkitys	
Vesi	
Nukkua	
Harjoitus	
Muut	
Muut	

Huomautukset:

Migreeni lokikirja

Migreeni lokikirja

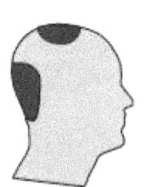	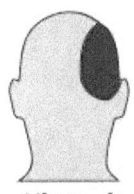	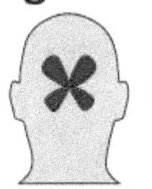	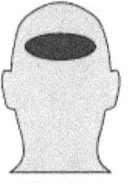	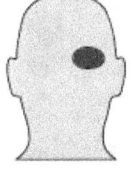	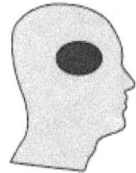
Kaula	Migreeni	Poskiontelo	Jännitys	Klusteri	Leukanivelet

Päivämäärä: _____   **Aika [ ]:** _____

☀ ☐   ☁ ☐   ⛅ ☐   🌦 ☐   🌧 ☐   🌨 ☐   🌡 _____

Kivun vakavuus

1	2	3	4	5	6	7	8	9	10

Liipaisimet

- ☐ Nälkä
- ☐ Kirkkaat valot
- ☐ Kahvi
- ☐ Stressi työssä
- ☐ Stressi kotona
- ☐ Väliin jääneet ateriat
- ☐ Ahdistus
- ☐ Unettomuus
- ☐ Sairaus
- ☐ Väsymys
- ☐ Hajut / Tuoksut
- ☐ Liike
- ☐ Silmien rasitus
- ☐ _____

Avustustoimenpiteet

Lääkitys	
Vesi	
Nukkua	
Harjoitus	
Muut	
Muut	

Huomautukset:

Migreeni lokikirja

Migreeni lokikirja

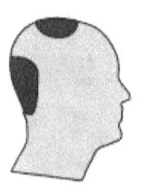 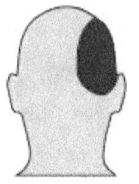 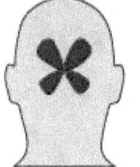 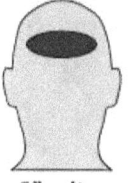 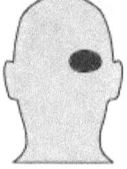 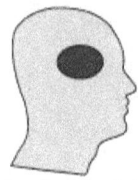

Kaula   Migreeni   Poskiontelo   Jännitys   Klusteri   Leukanivelet

Päivämäärä: _____   **Aika [ ]:** _____ _____

☀ ☐   ☁ ☐   ⛅ ☐   🌧 ☐   🌧 ☐   ❄ ☐   🌡 _____

Kivun vakavuus

1	2	3	4	5	6	7	8	9	10

Liipaisimet

- ☐ Nälkä
- ☐ Kirkkaat valot
- ☐ Kahvi
- ☐ Stressi työssä
- ☐ Stressi kotona
- ☐ Väliin jääneet ateriat
- ☐ Ahdistus

- ☐ Unettomuus
- ☐ Sairaus
- ☐ Väsymys
- ☐ Hajut / Tuoksut
- ☐ Liike
- ☐ Silmien rasitus
- ☐ _____

Avustustoimenpiteet

Lääkitys	
Vesi	
Nukkua	
Harjoitus	
Muut	
Muut	

Huomautukset: _____

Migreeni lokikirja

Migreeni lokikirja

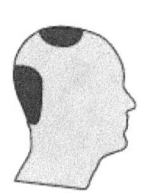 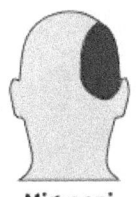 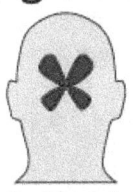 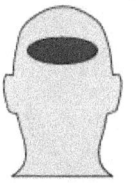 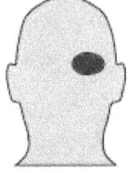 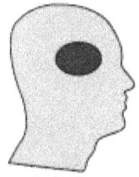

Kaula Migreeni Poskiontelo Jännitys Klusteri Leukanivelet

Päivämäärä: _____ **Aika [ ]:** _____ _____

Kivun vakavuus

1	2	3	4	5	6	7	8	9	10

Liipaisimet

- ☐ Nälkä
- ☐ Kirkkaat valot
- ☐ Kahvi
- ☐ Stressi työssä
- ☐ Stressi kotona
- ☐ Väliin jääneet ateriat
- ☐ Ahdistus
- ☐ Unettomuus
- ☐ Sairaus
- ☐ Väsymys
- ☐ Hajut / Tuoksut
- ☐ Liike
- ☐ Silmien rasitus
- ☐ _____

Avustustoimenpiteet

Lääkitys	
Vesi	
Nukkua	
Harjoitus	
Muut	
Muut	

Huomautukset: _____

Migreeni lokikirja

Migreeni lokikirja

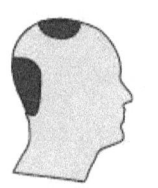 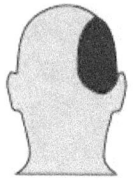 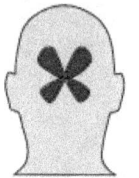 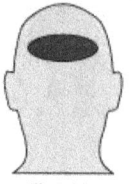 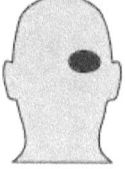 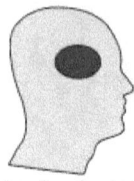

Kaula   Migreeni   Poskiontelo   Jännitys   Klusteri   Leukanivelet

Päivämäärä: _____   Aika [ ]: _____ _____

Kivun vakavuus

1	2	3	4	5	6	7	8	9	10

Liipaisimet

- ☐ Nälkä
- ☐ Kirkkaat valot
- ☐ Kahvi
- ☐ Stressi työssä
- ☐ Stressi kotona
- ☐ Väliin jääneet ateriat
- ☐ Ahdistus
- ☐ Unettomuus
- ☐ Sairaus
- ☐ Väsymys
- ☐ Hajut / Tuoksut
- ☐ Liike
- ☐ Silmien rasitus
- ☐ _____

Avustustoimenpiteet

Lääkitys	
Vesi	
Nukkua	
Harjoitus	
Muut	
Muut	

Huomautukset:

Migreeni lokikirja

Migreeni lokikirja

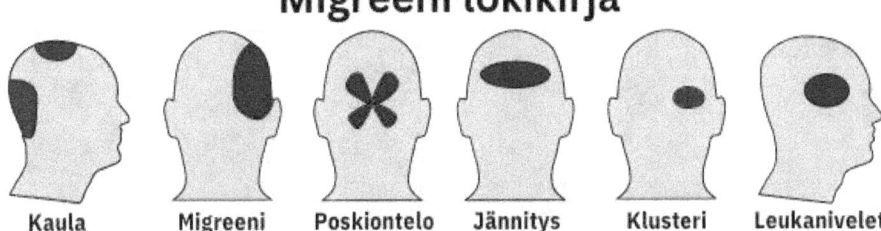

| Kaula | Migreeni | Poskiontelo | Jännitys | Klusteri | Leukanivelet |

Päivämäärä: _____   **Aika [ ]:** _____

☀ ☁ ⛅ 🌦 🌧 🌨 🌡
☐ ☐ ☐ ☐ ☐ ☐

Kivun vakavuus

| 1 | 2 | 3 | 4 | 5 | 6 | 7 | 8 | 9 | 10 |

Liipaisimet

- ☐ Nälkä
- ☐ Kirkkaat valot
- ☐ Kahvi
- ☐ Stressi työssä
- ☐ Stressi kotona
- ☐ Väliin jääneet ateriat
- ☐ Ahdistus

- ☐ Unettomuus
- ☐ Sairaus
- ☐ Väsymys
- ☐ Hajut / Tuoksut
- ☐ Liike
- ☐ Silmien rasitus
- ☐ _____

Avustustoimenpiteet

Lääkitys	
Vesi	
Nukkua	
Harjoitus	
Muut	
Muut	

Huomautukset: _____

Migreeni lokikirja

Migreeni lokikirja

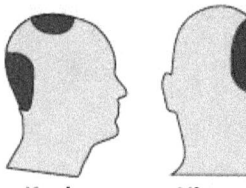 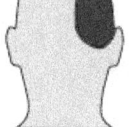 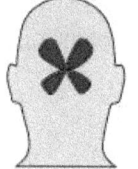 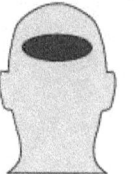 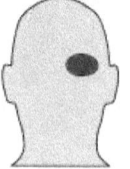 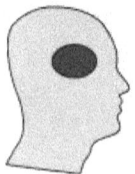

| Kaula | Migreeni | Poskiontelo | Jännitys | Klusteri | Leukanivelet |

Päivämäärä: _____   Aika [ ]: _____

☀️ ☁️ 🌤️ 🌦️ 🌧️ 🌨️ 🌡️ _____
☐ ☐ ☐ ☐ ☐ ☐

Kivun vakavuus

1	2	3	4	5	6	7	8	9	10

Liipaisimet

- ☐ Nälkä
- ☐ Kirkkaat valot
- ☐ Kahvi
- ☐ Stressi työssä
- ☐ Stressi kotona
- ☐ Väliin jääneet ateriat
- ☐ Ahdistus

- ☐ Unettomuus
- ☐ Sairaus
- ☐ Väsymys
- ☐ Hajut / Tuoksut
- ☐ Liike
- ☐ Silmien rasitus
- ☐ _____

Avustustoimenpiteet

Lääkitys	
Vesi	
Nukkua	
Harjoitus	
Muut	
Muut	

Huomautukset:

Migreeni lokikirja

Migreeni lokikirja

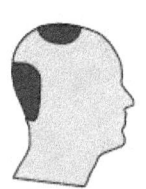 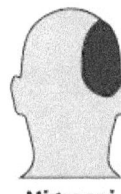 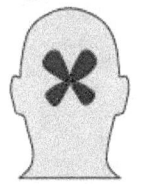 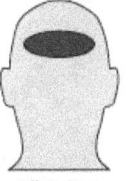 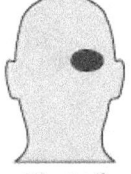 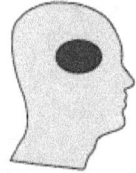

Kaula Migreeni Poskiontelo Jännitys Klusteri Leukanivelet

Päivämäärä: _____ **Aika [ ]:** _____ _____

☀ ☁ 🌤 🌦 🌧 🌨 🌡 _____
☐ ☐ ☐ ☐ ☐ ☐

Kivun vakavuus

1	2	3	4	5	6	7	8	9	10

Liipaisimet

- ☐ Nälkä
- ☐ Kirkkaat valot
- ☐ Kahvi
- ☐ Stressi työssä
- ☐ Stressi kotona
- ☐ Väliin jääneet ateriat
- ☐ Ahdistus

- ☐ Unettomuus
- ☐ Sairaus
- ☐ Väsymys
- ☐ Hajut / Tuoksut
- ☐ Liike
- ☐ Silmien rasitus
- ☐ _____

Avustustoimenpiteet

Lääkitys	
Vesi	
Nukkua	
Harjoitus	
Muut	
Muut	

Huomautukset:

Migreeni lokikirja

Migreeni lokikirja

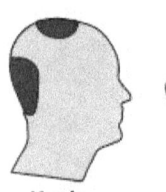 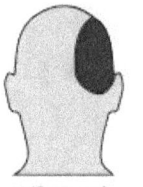 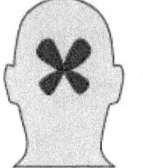 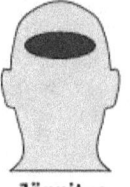 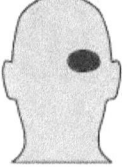 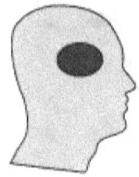

Kaula   Migreeni   Poskiontelo   Jännitys   Klusteri   Leukanivelet

Päivämäärä: _____   **Aika [ ]:** _____

☐ ☀️ ☐ ☁️ ☐ 🌤️ ☐ 🌦️ ☐ 🌧️ ☐ 🌨️   🌡️ _____

Kivun vakavuus

1	2	3	4	5	6	7	8	9	10

Liipaisimet

- ☐ Nälkä
- ☐ Kirkkaat valot
- ☐ Kahvi
- ☐ Stressi työssä
- ☐ Stressi kotona
- ☐ Väliin jääneet ateriat
- ☐ Ahdistus
- ☐ Unettomuus
- ☐ Sairaus
- ☐ Väsymys
- ☐ Hajut / Tuoksut
- ☐ Liike
- ☐ Silmien rasitus
- ☐ _____

Avustustoimenpiteet

Lääkitys	
Vesi	
Nukkua	
Harjoitus	
Muut	
Muut	

Huomautukset: _____

Migreeni lokikirja

Migreeni lokikirja

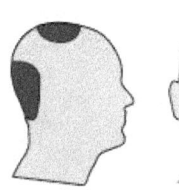 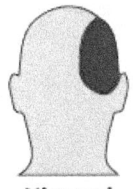 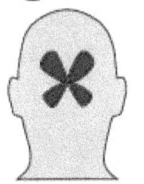 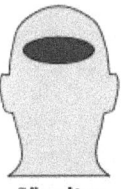 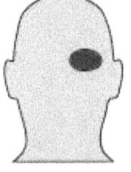 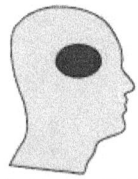

| Kaula | Migreeni | Poskiontelo | Jännitys | Klusteri | Leukanivelet |

Päivämäärä: _____   **Aika [ ]:** _____

☀ ☐   ⛅ ☐   🌤 ☐   🌦 ☐   ☁ ☐   🌨 ☐   🌡 _____

Kivun vakavuus

1	2	3	4	5	6	7	8	9	10

Liipaisimet

- ☐ Nälkä
- ☐ Kirkkaat valot
- ☐ Kahvi
- ☐ Stressi työssä
- ☐ Stressi kotona
- ☐ Väliin jääneet ateriat
- ☐ Ahdistus
- ☐ Unettomuus
- ☐ Sairaus
- ☐ Väsymys
- ☐ Hajut / Tuoksut
- ☐ Liike
- ☐ Silmien rasitus
- ☐ _____

Avustustoimenpiteet

Lääkitys	
Vesi	
Nukkua	
Harjoitus	
Muut	
Muut	

Huomautukset:

Migreeni lokikirja

www.ingramcontent.com/pod-product-compliance
Lightning Source LLC
LaVergne TN
LVHW011959070526
838202LV00054B/4971